U0311938

北京世纪文景文化传播有限责任公司　出品

《名医大会诊》节目组 编

名医大会诊

详解威胁中国人健康的十大疾病

上海科学技术出版社

健康，是幸福的源泉（代序）

幸福是什么？这是当下最热门的话题。100个人，有100种答案。但是，健康是幸福的源泉，毋庸置疑。

据卫生部门权威统计，在中国1%的人群患有严重的疾病，19%患慢性病，80%相对健康。然而，随着老龄化城市的到来，这个比例正在变化，医疗资源的紧张状况会不断加剧。所以有专家呼吁，我们必须改变观念，从关心20%人的看病问题转为关心以80%人为主的所有人的健康管理。这其中，健康教育，就显得尤为重要。

《名医大会诊》走过了15个年头，"健康把脉靠名医"的节目口号也深刻印在许多上海人的心中。对于一个电视节目来说，15年绝对不是短暂的时间。《名医大会诊》及其姊妹节目《名医话养生》之所以深受观众欢迎，并不是运气使然，严谨科学，同时又能接地气，符合观众需求，是科普节目成功的精髓。《名医大会诊》始终以此为目标，心中有观众，才能常办常新。这些节目的背后，凝聚着节目组的全情投入，也凸显了媒体的社会责任感。

"要多谋民生之利，多解民生之忧，要提高人民健康水平，媒体要肩负责任。"希望上海广播电视台的名牌节目《名医大会诊》，能继续秉持"贴近实际、贴近生活、贴近群众"的理念，创作出更多老百姓喜闻乐见的电视作品，为大众的健康作出贡献。

袁新

上海广播电视台台长

2013年1月

"有这样一个地方，每5个人中就有1个人患有治不好的慢性病，而且每年都增加1千万；这个地方每5个成年人中，就有1个有心血管病；地球上每诊断3个肺癌，就有1个发生在这个地方；这个地方约每3个成年人，就有1个胖子或者是准胖子，这个地方每5个成年人就有1个高血压，每5个成年人就有1个高血脂，这是哪里？

"这就是中国。"

这是我们上海电视台曾经播出过的一期健康讲座——《健康管理关乎核心竞争力》，主讲人是中国健康管理的倡导者、流行病学专家黄建始教授。他的这个开场白，足以震撼全场。

这个问句还在耳边，不幸的是，提问者黄建始教授却于2011年8月去世，年仅58岁，被夺去生命的原因，还是疾病。

如何管理好我们的健康，这是一个关乎幸福的永恒话题。

如何传播好对大众有益的健康知识，这是我们媒体人的责任。

健康的"康"字，在我国最早的一部解释词义的专著《尔雅》里是如此解释的：五达谓之"康"。五达，即五通，通达才健康。同样，一档医学科普电视节目，也只有做到"通达"，才能被观众喜爱。《名医大会诊》始终以此为目标。

上海电视台的《名医大会诊》栏目创办于1998年，是一档依托上海三甲医院，关注大众健康，倡导优质生活的医疗健康类节目。此次推出《名医大会诊——详解威胁中国人健康的十大疾病》，梳理了近年来近百档节目的精华内容，以上海三甲医院教授级专家为阵容，以容易被忽略的症状着手，抽丝剥茧，详解威胁当代人健康的"十大杀手"，而这些隐藏的健康"杀手"，就是黄建始教授曾警告公众要关注的慢性病。

本书中提到的心脑血管疾病、糖尿病、肾病、"三高"等慢性病被称为"现代病"，致病因素中，生活方式不佳排在首位，而健康常识的匮乏也不容忽视。"进补不当，差点丢性命""游泳健身，却心脏病发作猝死""胃不消化，没想到是心肌梗死的警告""打呼噜也能要你命"等现实案例告诉我们，提高健康素养，能挽救生命。本书就是为普及健康常识而做的努力。

书中除了告诉大家如何警惕健康"十大杀手"，还增加了"就医指南"、"花钱也要做的体检"、"家庭用药"等服务信息，这与《名医大会诊》的节目宗旨一脉相承，那就是希望成为"您身边的保健医生"。

《名医大会诊》节目即将迈入第15个年头，对一个电视栏目而言，它已是高寿；但以满足老百姓需求为己任的电视媒体来说，15年是又一段旅程的开始。

谨以此书，感谢《名医大会诊》的医学嘉宾及所有为健康科普出力的医学专家和医疗团队。

《名医大会诊》节目组
2013年1月

目录 | Contents

第1章

心脏病

病来如山倒

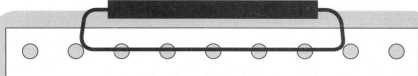

病例

　　41岁的宋先生是某大型广告传媒的总经理，他工作压力非常大，经常废寝忘食伏案工作到深夜。有一段时间，宋先生感到疲倦、胸闷、头晕，他觉得自己可能缺少运动，所以决定趁双休日去健身房锻炼锻炼身体，健身结束，他又去游泳，不料却在游泳过程中突发心脏病，经抢救无效，一个多小时后去世。据当时抢救的医生介绍，宋先生属于急性心肌梗死导致心源性猝死。

■ 我国每年有54.4万人心脏性猝死

　　据世界卫生组织定义，一个人在发病后6小时内突然死亡，即为猝死。心脑血管、呼吸系统、中枢神经系统疾病、药物、酗酒、出血、过敏及中毒等原因均可导致猝死。有数据显示，在所有猝死病人的案例中，心源性猝死占80%以上。其救治成功率低，在我国抢救成功率不到1%，绝大部分患者还没来得及到医院就已经死亡，心源性猝死原因多为"急性心肌梗死"，是令人谈之色变的绝命杀手。

　　我国每年有54.4万人心源性猝死，居世界首位。现有患病人数为200万，每年还有新发病人近50万，并且这一疾病正从老年人逐步向中青年人转移，在过去15年中，35～44岁的中青年男性心肌梗死的病死率增加了154%，据世界卫生组织预计，到2020年，我国每年因心血管疾病死亡的人数将可能达到400万。

■ 以下症状需要警惕

心脏疾病包括风湿性心脏病、先天性心脏病、高血压性心脏病、冠心病、心肌炎、心脏衰竭等。其中，冠心病是引起心肌梗死的罪魁祸首。人体的心脏就如同一台汽车的发动机，发动机的油路堵塞，汽车就无法运行。同样，如果连接心脏的管道血流不畅，就会影响心脏的工作，即心脏出现了故障，也就是心脏患了疾病。高血压性心脏病、心肌炎、风湿性心脏病等如果得不到及时的治疗和控制，会逐步发展成为心脏功能衰竭，而此项衰竭是不可逆的。

心脏病的典型症状

1. 风湿性心脏病的症状

心慌、气急、呼吸困难、咳嗽、咯血、下肢浮肿、不能平卧，在重体力劳动、情绪激动或呼吸道感染等情况下可激发心力衰竭并进一步加重。

2. 先天性心脏病的症状

常见于幼儿不易喂养，抵抗力差、易发生呼吸道感染、伴有心脏杂音或可见口唇、指甲床、鼻尖等部位青紫。发育差甚至影响智力发育。

3. 高血压性心脏病的症状

高血压性心脏病的症状不太典型，患者无明显自觉症状，仅有轻度不适，如心慌、头痛等。随着高血压病程进展，心功能逐渐减退，患者可能有心慌、气短、干咳、憋气、心律失常等症状，甚至于心功能衰竭。

4. 心肌炎症状

疲乏、发热、胸闷、心悸气短、头晕，严重者可出现心功能不全或者心源性休克，有的患者还会出现腹泻和多汗等症状。大多由感冒病毒引起，导致心律失常。

5. 冠心病的症状

胸闷、气短、心前区压榨样疼痛是冠心病的典型症状。还有的患者当爬楼或者搬运重物就会出现胸痛或者胸闷，休息或者停止活动1～2分钟后疼痛即消失。

6. 心力衰竭的症状

主要表现为呼吸困难，包括劳力性呼吸困难，端坐呼吸和夜间阵发性呼吸困难；咳嗽、咳痰、咯血、颈静脉怒张。伴有双下肢水肿，呈凹陷性水肿。

■ 心脏病及心肌梗死的高危人群

心脏疾病的诱发因素，主要是一些不良的生活习惯，比如吸烟、生活没有规律。即使突发心梗，也是长时间多种危险因素积累的结果。有实验数据显示：同样为冠心病患者，精神压力大的人，死亡率要比精神压力小的人高三倍。

下列因素是诱发心脏病的高危因素

1. 父母亲有心脏病发作史，其子女较正常人群的发病风险系数高0.7～3.4倍。如果父母一方或兄弟姐妹中有一人65岁前出现心脏病，患心脏病的风险将增加70%。如果直系亲属中患病者超过2人，发病风险增加4倍。值得一提的是，不良生活方式对心脏的影响有时会超过遗传因素。

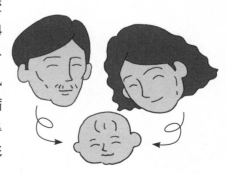

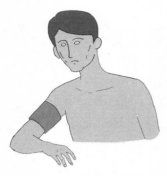

2.高血压患者，如果血压超过140/90毫米汞柱，心脏病与中风风险分别增加1.86和2.62倍。即便血压介于120/80和140/90之间，患心脏病的风险也会分别增加76%和93%。

3.超重，心脏病危险系数是2.0倍。体重指数（BMI指数）介于25～29者，心衰的概率增加21%。如果超过30，那么患心脏病的风险是体重正常者的2倍。

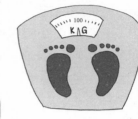

$$BMI指数 = \frac{体重(kg)}{身高(m)的平方}$$

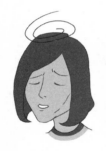

4.过于忙碌，人际关系紧张。有针对女性的调查发现，工作压力会使女性心脏病及其他心血管疾病发作的风险增加0.4倍。另一项研究表明，如果与丈夫或孩子关系紧张，女性胸痛的概率也会大大增加。

5.每天久坐超过6小时，心脏病危险系数是0.5～1.0倍。经常坐着不动，将增加心脏病的发病风险。

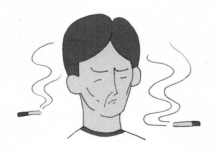

6.吸烟或经常吸二手烟，心脏病危险系数是0.25～1.0倍。吸烟会将心脏病发作风险增加一倍，同样二手烟也会损伤血管，增加心脏病或中风的发病概率。

对于易患心脏病的高危人群，应定期做体检，出现胸闷、心慌的症状要及时就诊，避免错过最佳治疗时机。

 健康锦囊

让心脏健康跳动

如何让自己的心脏跳动得健康有力？不妨先来测一下你的心跳极限。

许多人在做运动的时候都有心跳加快的体会，随着运动量的增加，心脏会越跳越快。那么，我们每个人在运动时的心跳极限是多少呢？大家不妨可以通过下面的公式来计算一下：

年龄 ＋ 心跳数 ＝ 170次

比如：李先生40岁，他的极限心跳数就是130次/分钟。如果李先生的运动量增大，每分钟心跳次数超过130，那么说明李先生已经超负荷运动了。

养心护心，做个好"心"人，还需要改变一些不良的生活方式：
❶ 起床过快、过猛，易诱发心脏病。如果你的心血管健康已经存在隐患，起床速度过快会让你心脏病发作的可能性增加。
❷ 长期熬夜有损心脏。如果长期在午夜之后才睡觉，相对于在午夜之前睡觉的人来说，前者动脉硬化的可能性明显增高。

❸ 多喝水有利于心脏健康。

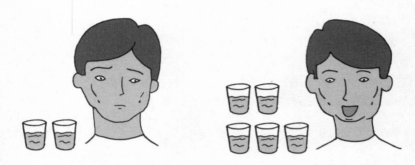

❹ 美国研究者对2万多人进行调查后发现，每天只喝2杯水的人与每天喝水超过5杯的人相比，前者患心脏病的概率要远远高于后者。

❺ 改变不良的生活习惯、戒烟、调整膳食结构，保持良好的心态。

❻ 警惕耳垂折痕！英国、瑞典学者研究发现：年龄在40岁以下的人如果患上了冠状动脉疾病，其中，80%多的人会有耳垂折痕，很多死于心血管疾病的人，其耳垂有明显的折痕。

■ 心脏病早发现

　　心脏是人体最重要的器官，分分秒秒不停工作，兢兢业业不知疲倦，24小时"营业"，终年无休。如果按一个人心脏平均每分钟跳70次，寿命70岁来计算的话，一个人的一生中，心脏要跳动近26亿次。在平时正常的情况下，你不会意识到心脏的存在，一旦你感到它的存在，往往就可能有问题了。

如果遇到下列问题，你应该去医院做一个心脏检查！

体力活动时有心慌、疲劳、气急等不适，或感到呼吸困难感；

劳累或紧张时，突然出现胸骨后疼痛或胸闷压迫感；

左胸部疼痛伴有出汗，或疼痛放射到肩、手臂及颈部；

出现脉搏过速、过慢、短促或不规则；

熟睡或做梦过程中突然惊醒，感到心慌、胸闷、呼吸不畅，需要坐起来一会儿才好转；

性生活时感到呼吸困难、胸闷或胸痛；

饱餐、寒冷、吸烟、看情节紧张的电影或电视时，感到心慌、胸闷或胸痛；

在公共场所中，容易感到胸闷、呼吸不畅和空气不够；

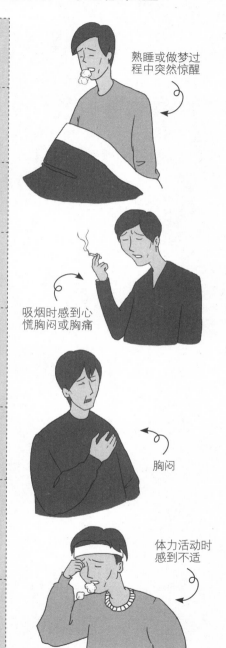

熟睡或做梦过程中突然惊醒

吸烟时感到心慌胸闷或胸痛

胸闷

体力活动时感到不适

上楼时比以前或比别人容易出现心慌和气急；

突然出现一阵心慌、头晕、眼前发黑，有要跌倒的感觉；

感冒后轻微劳动也感到心慌、疲乏，或走路稍快就觉气急；

突然胸部不适而昏倒在地上，或有马上要"死去"的感觉；

晚间睡觉枕头低时感到呼吸困难，需要高枕而睡；

出现下肢浮肿；

手指或脚指末端出现肥大、变形；

脸、口唇和指甲出现青紫、暗红等异常颜色；

静息时自觉心跳有异常声音，或手掌握触前胸壁心脏部位时有震颤感；

妊娠期出现心慌、头晕、气急或浮肿；

左肩痛长期不愈。

心脏病的筛查手段

1. 心电图，包括动态心电图检查。
主要筛查各种心律失常、心肌缺血、心肌梗死等。

2. 心脏彩超。
主要用来观察心脏的内部结构，对于先天性心脏病、心脏瓣膜病及心功能的评价有着重要诊断意义。

3. 冠状动脉CT。
用于冠状检查动脉血管是否正常的一项无创性检查，对冠心病的诊断有着相当重要的作用。

4. 心脏核磁共振检查。
可以获得心脏大血管病变情况信息，对先天性心脏病、心肌病、主动脉瘤、心脏瓣膜病等的诊断有着辅助诊断作用。

5. 冠状动脉造影。
是一项有创检查，创伤小，是诊断冠心病的"金标准"。

6. 心源性CT——64排或128排冠脉造影。
可检查心脏冠状动脉血管是否堵塞等情况。

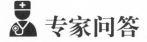

专家问答

1 问：我的心跳一向每分钟只有六十几跳，有人说我的心跳太慢了，有人说这像运动员的心跳，说明身体好，我自己也搞不清到底是快好？还是慢好？（刘先生，45岁）

答：正常成年人心跳应在60～100次／分的范围内，超过100次／分称心动过速，慢于60次／分称心动过缓。正常成年人安静时的心率有显著的个体差异，平均在75次／分前后（60～100次／分）。心率可因年龄、性别及其他生理情况而不同。新生儿的心率非常快，可达130次／分以上。在成年人中，女性的心率一般比男性稍快。同一个人，在安静或睡眠时心率减慢，运动或情绪激动时心率加快，在某些药物或神经因素的影响下，会使心率加快或减慢。

2 问：窦性心律不齐是什么意思？

答：从医学上讲，窦性心率不齐分两类，一类是呼吸性，一类是非呼吸性，前者主要与生理性变化有关，属于正常的，不需要进行治疗。后者多半出现在某些心脏病中，同时伴有心电图的其他改变。如果其他的检查均正常，单纯的呼吸性窦性心率不齐是属于正常的，窦性心律不齐随年龄增长而减少。

3 问：如何判断突发心梗？遇到突发心梗该采取哪些急救措施呢？

答：一般来讲，冠状动脉还没有达到完全堵塞的时候，会出现一种心绞痛，但是时间比较短，大概几分钟就能缓解，如果疼痛持续10分钟以上，甚至半个小时不能缓解，有可能发生了心肌梗塞。这时首先拨打"120"电话，如果家里备有硝酸甘油或者麝香保心丸，可以放入病人的舌下含服。同时，让病人平躺，解开纽扣，保持呼吸顺畅。千万不要摇晃病人或用冰水泼病人以试图弄醒他，更不要让他进食或喝水。如果患者没有呼吸脉搏及心跳，应开始为病人实施心肺复苏按压。

4 问：出现早搏是否就意味着得了心脏病？

答：不能仅凭心脏早搏就戴上心脏病的帽子。需要查找是否有心脏本身器质性疾病引起的早搏，如冠心病、急性心肌梗塞、心肌炎等。如果找不到任何心脏病证据的早搏，往往与情绪激动、精神紧张、过度疲劳、睡眠不足、烟酒过度、饮用浓茶等因素有关，这类早搏称为功能性早搏。所以，如果发现自己有早搏的情况，一定要到医院去检查，以便确诊早搏的性质，及时治疗。

5 问：一段时间来经常出现不稳定性心绞痛，心电图、冠脉CT检查结果：冠脉狭窄，并发现有多处混合斑块，医生建议做血管支架手术，我想了解一下做支架手术有多大的风险？（张先生，55岁）

答：目前，心脏支架置入手术在各大医院已经做了多年，累积了很多经验，已经是一项常规的手术，所以相对而言是比较安全的。心脏支架置入手术创伤比较小，在手腕或大腿部的血管开一小口，造影后通过导管将支架置入并放在需要的地方。

第**2**章

脂肪肝

悄然潜伏

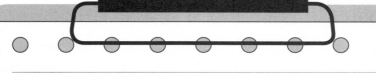

病例

　　55岁的严先生在去年二月的一天凌晨突然有便意，穿着短裤短衫匆匆地从被窝跑到外间厕所。他在厕所里呆了20多分钟还不出来，大冬天的一热一冷，他夫人怕他着凉，叫了他好几声却没有回音，敲厕所的门也没有反应，推门一看，严先生已经倒在马桶边，双目紧闭、脸色发紫，家属吓傻了，急忙叫救护车送医院抢救。但是还没到医院，55岁的严先生就已停止了呼吸。

　　医生介绍说，严先生猝死的原因是大便时用力屏气，导致脑血管突然破裂而死亡。据家属回忆，严先生平时应酬比较多，长期患有脂肪肝、酒精肝，每次体检，他的血脂和甘油三脂都超出正常范围的好几倍，近几年来血压也越来越高。让他吃药又不按时服用，因为他感觉自己没有什么不舒服，身体健康状况还过得去，就没有认真对待此事。其实，日积月累的油脂在血管壁沉积，引起了血管壁硬化，就是动脉粥样硬化，血管的弹性变差，血管通道越来越窄，加上他上厕所时用力屏气，使血管的压力一下子增大，导致脑溢血猝死。

　　在我国，每年有很多人因为脂肪肝引发的心血管疾病而失去了宝贵的生命。目前我国脂肪肝发病率高达57.7%，10年内有25%的人会发展为肝硬化，一旦成为肝硬化就无法逆转。有调查显示，脂肪肝、高血脂已经不是中老年人的"专利"，很多二三十岁的年轻人同样患有这样的"老年病"。

■ 脂肪肝患者的寿命可能缩短10年

肝病是指发生在肝脏的病变，包括甲肝、乙肝、脂肪肝、酒精肝、肝硬化、肝癌等多种肝病，是一类常见的危害性极大的疾病。肝脏过度脂肪堆积称作脂肪肝。

每年我国约有300万人死于心脑血管疾病，平均每10秒就有1人死亡。心脑血管疾病的祸首是动脉硬化，而脂肪肝可引起早期动脉硬化，常与之相伴随的高血脂，也是引起动脉硬化的重要原因，脂肪肝、高血脂早期可没有任何症状，但一旦引起心梗、中风、心脑血管事件等，则后悔已晚。

国外研究显示，脂肪肝病人最终死于心脑血管病变者，远远大于肝脏其他疾病，也就是说，脂肪肝患者在肝脏还没有进展为肝硬化和肝癌时，心脑血管事件可能提前出现并致人死亡。

有一项研究提示，50岁以下脂肪肝患者的寿命可能缩短4年，而50岁以上者寿命可能缩短10年。2007年6月，著名相声演员侯耀文突发心肌梗死猝死，享年59岁。2005年8月，小品演员高秀敏突发心肌梗塞去世，享年46岁。他们两人都患有脂肪肝，而脂肪肝导致血管动脉硬化和冠心病风险急剧上升，造成心肌梗死、脑血管死亡事件较普通人群高出2倍以上。脂肪肝确实是潜在的杀手。

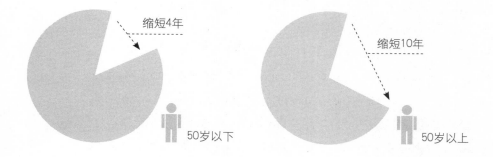

缩短4年
50岁以下

缩短10年
50岁以上

■ 以下症状需要警惕

脂肪肝是一种常见的临床疾病，由于不良生活习惯或药物等原因引起的肝细胞内脂肪堆积过多，也就是脂肪住进了肝脏里面。患了脂肪肝的人，临床表现是多种多样的，大多早期没有明显症状，相当部分人的体形会比以前稍微胖一点，所以很难发现是什么时候患上了早期脂肪肝的。

脂肪肝的典型症状

1. 轻度脂肪肝

部分人只是出现一些疲乏感，容易忽视。

2. 中、重度脂肪肝

会出现类似慢性肝炎的表现，这是最常见的肝病症状，大多数病人都会出现比如恶心、厌油腻、食欲差、全身乏力等症状，还会有腹泻、脾肿大等症状。

3. 严重肝脏不适

严重的肝病会导致肝区不适和肝区疼痛的病症，这往往与肝脏肿大牵拉了肝包膜有关，随着病情的好转，肝脏肿大及疼痛会减轻。如果是肝癌的话，一般是进行性加重的，因为肝肿瘤不断增大压迫肝包膜导致疼痛越来越厉害。

4. 全身表现

身体无力、疲劳厌食是最常见的全身表现。部分肝病患者可伴有不同程度的黄疸，表现为尿黄、眼睛黄和皮肤黄，这是最具有典型性的肝病症状。黄疸过高还会出现皮肤瘙痒。

5. 肝掌、蜘蛛痣

很多慢性肝病患者会出现肝掌、蜘蛛痣，尤其肝硬化的病人比较多见。但是肝掌和蜘蛛痣没有特异性，在正常人中同样可以见到，因此不能因为有蜘蛛痣或肝掌就诊断肝病。

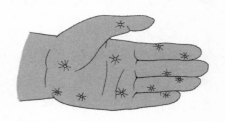

6. 肝腹水

肝腹水一般在肝病晚期或病情极为严重时才会出现，如肝硬化出现肝腹水，表示已经进入肝硬化的晚期，无法逆转。

7. 出血倾向

肝病出血现象体现在肝功能减退，使凝血因子合成减少所导致。容易引起肝病患者牙龈出血、皮下出血、胃肠道出血等，而且出血时难以止住。

8. 门静脉高压

门脉高压是指门静脉系统压力升高。常会引起食管胃底静脉曲张，是造成消化道出血的主要原因。一旦发生出血，病情往往比较凶险，是肝病（主要指肝硬化、肝癌晚期）死亡的主要原因之一。

9. 肝性脑病

这是肝病发展到终末期的表现，多在黄疸出现后发生昏迷，症状极为凶险，是造成肝病死亡最主要的原因。

■ 脂肪肝高危人群

脂肪肝好发于以下几种人：过量饮酒者、肥胖者、糖尿病患者、高脂饮食者、少运动者。其中肥胖、过量饮酒、糖尿病是脂肪肝的三大主要病因。

1. 嗜酒、酗酒的人

大量酒精进入体内，主要在肝脏分解代谢。由于酒精对肝细胞有较强的直接损伤作用，使肝脏的脂肪增加，肝的分解代谢发生障碍。所以长期饮酒及酗酒的人，肝内脂肪酸最易堆积于肝脏，造成酒精性脂肪肝。

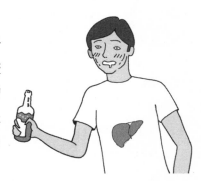

2. 肥胖的人

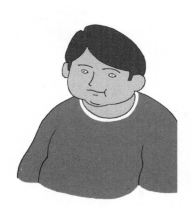

通过肝组织活检资料发现，约有50%的肥胖症患者同时有脂肪肝。调查发现，十个胖墩儿八个脂肪肝。其主要原因是肥胖者血液中含有大量游离脂肪酸，源源不断地运往肝脏，大大超过了肝脏的代谢能力，便会引起肝脏脂肪的堆积而造成肥胖性脂肪肝。

3. 营养过剩的人

营养过剩，尤其是偏食荤菜、甜食的人，由于过多食用高脂、高糖食物，使过多的能量以脂肪形式储存在肝脏，造成营养过剩性脂肪肝。

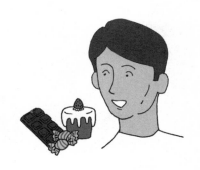

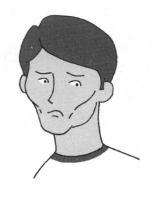

4. 营养不良的人

　　人为地节食、长时间的饥饿、神经性厌食、肠道病变引起吸收不良、热量供应不足、蛋白质供应低下，导致脂肪动员增加，大量脂肪酸从脂肪组织释出进入肝脏，使肝内脂肪蓄积而造成营养不良性脂肪肝。

5. 活动过少的中老年人

　　进入中老年之后，由于生理功能减退，内脏功能退化，代谢功能下降，若活动及体育锻炼减少，体内脂肪转化为热量随之减少，过剩的脂肪易于堆积肝脏而形成脂肪肝。

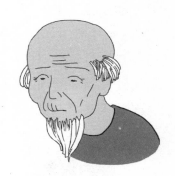

6. 其他

　　患肝炎、高脂血症、糖尿病等疾病，药物中毒、化学物质中毒、孕妇及某些家族性代谢疾病均可导致脂肪肝。脂肪肝的病人大多无自觉症状，一般在体检中被发现。

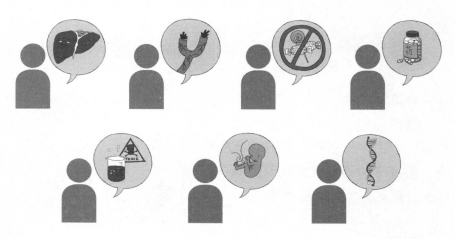

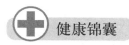

脂肪肝检查

空腹抽血检查主要项目

体检项目		检查内容及意义
肾功能3项	尿素氮 (BUN)	筛查肾小球肾炎；肾盂肾炎；肾局部缺血；尿毒症等等。
	肌酐 (CR)	筛查肾小球肾炎；肾功能不全；心力衰竭；高血压；脱水；痛风等。
	尿酸 (UA)	Lesch-Nyhan综合征；高脂血症；肾病；痛风等。
血糖	空腹血糖 (GLU)	筛查糖尿病。
血脂检查	总胆固醇 (CHOL)	血脂高且长期不治疗有导致冠心病、脑中风、高血压、肾病、糖尿病、脂肪肝的危险。
	甘油三脂 (TG)	血脂的含量可随膳食的改变而改变，并随年龄的增长而上升。
血脂检查增加2项	高密度脂蛋白 (HDL)	越高越好，是血管壁的"清道夫"。
	低密度脂蛋白 (LDL)	越低越好，是导致动脉粥样硬化的"帮凶"。

体检项目		检查内容及意义
肝功能检查	谷丙转氨酶 (ALT)	主要诊断肝脏细胞的损伤程度。
	谷草转氨酶 (GOT)	主要诊断活动性肝炎，肝功能不全的损害。
肝功能检查增加2项	谷氨酰转肽酶 (GGT)	主要诊断肝胆疾病和过量饮酒造成的肝脏损伤。
	碱性磷酸酶 (ALP)	主要对肝脏、胆道、骨骼疾病有一定的诊断意义。
肝功能检查增加7项	总胆红素 (TBil)	可提示肝胆系统疾病。
	总蛋白 (TP)	指标降低：见于慢性肝细胞病变，长期慢性疾病，蛋白质摄入不足，蛋白质丢失过多。
	球蛋白 (GLB)	指标增高：见于慢性肝病，慢性感染性疾病，胶原性疾病，恶性疾病等。
	白蛋白 (ALB)	＜正常下限：提示肝脏合成白蛋白能力下降，常提示肝脏有慢性实质性损害，如肝硬化等。
	白蛋白/球蛋白比值	偏低，常见于肝功能不全，肝硬化；偏高，常见于慢性肝脏疾病，慢性炎症及感染等。

体检项目		检查内容及意义
	间接胆红素	①总胆红素、间胆红素和直接胆红素都增高，常见于肝细胞性黄疸，肝硬化等；②总胆红素和直胆红素增高，见于阻塞性黄疸，如胆道结石、胰头癌等；③总胆红素和间胆红素升高，常见于溶血性黄疸、恶性疟疾等。
	直接胆红素	
B超检查	腹部B超（肝、胆、脾、肾、胰）	腹部B超对脂肪肝、肝囊肿、肝肿物、胆结石、胆囊息肉、胆囊炎、胆囊肿物、脾脏病变、肾结石、肾肿瘤、肾囊肿、肾积水、输尿管结石、胰腺炎及胰腺肿物等有明确的诊断意义。
肿瘤筛查常规2项	癌胚抗原（CEA）甲胎蛋白（AFP）	该组合是临床上最常用的肿瘤筛查两项指标。中国人群肝癌高发，肝癌有"癌中之王"之称，晚期肝癌治愈的机会几乎为零。故有必要每年检测肝癌指标。AFP是检测肝癌最好最常用的指标，70%以上的肝癌患者该指标阳性；另外加上广谱性肿瘤标志物CEA，又能对大多数常见恶性肿瘤进行早期预警。

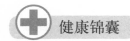
脂肪肝饮食注意事项

❶ 控制热量摄入，以便把肝细胞内的脂肪氧化消耗。肥胖者应逐步减肥，使体重降至标准体重范围内。

❷ 限制脂肪和碳水化合物摄入，按标准体重计算每千克体重每天可给脂肪0.5～0.8克，宜选用植物油或含长链不饱和脂肪酸的食物，如鱼类等；碳水化合物每天每千克体重可给2～4克，食用糖的摄入不宜过多。

❸ 高蛋白饮食，每天每千克体重可给1.2～1.5克，高蛋白可保护肝细胞，并能促进肝细胞的修复与再生。蛋白质供给，优质蛋白质应占适当比例，例如豆腐、腐竹等豆制品，瘦肉、鱼、虾、脱脂奶等。

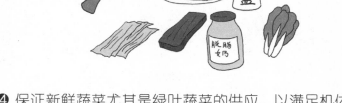

❹ 保证新鲜蔬菜尤其是绿叶蔬菜的供应，以满足机体对维生素的需要。但含糖多的蔬菜及水果不可进食过多。

❺ 限制食盐，每天以6克为宜。

■ 脂肪肝早发现

1. 成年人每年体检一次

对于症状不明显的肝病，一定要高度警惕。成年人一年要体检一次；如果是乙肝患者，至少三个月体检一次，以便及早发现，及时治疗。

2. 戒掉酗酒习惯

在日常饮食方面，要荤素适中，不要吃特别油腻的食物或进食过多腻滞的食品；特别是不能酗酒，少用对肝有损害的药物，过量饮酒会增加肝脏负担，甚至引起酒精中毒，损害肝细胞，患了肝病的人切记要戒酒。

3. 不要经常熬夜

工作与生活的起居要有规律，不能经常熬夜。还要保持心情舒畅，因为情绪紧张、忧郁、易怒、过度疲劳都对肝脏有不良影响，进而使自身抗病能力降低，易于感染病毒。

4. 注射甲肝、乙肝疫苗

(1) 注射甲肝疫苗：主要针对15岁以下儿童，以及从事饮食、托幼行业的人员，不推荐1岁半以内的婴儿使用，保护率在90%以上，保护期限20年。

(2) 注射乙肝疫苗：保护效果在90%左右，保护期可达15年。新生儿为首选接种对象，乙肝疫苗要分三期注射。接种乙肝疫苗的新生儿会在血液中产生抗乙肝免疫球蛋白，防止乙肝病毒的感染，使乙肝发病率呈下降趋势。

酒精肝

酒精肝的形成与酒中含酒精的度数有关。一般男性肝脏的承受能力是每天40克酒精，女性20克。40克的酒精约相当于白兰地100毫升，威士忌120毫升，啤酒1000毫升。如果超过这个量持续喝上3～5年，酒精肝、肝硬化就会接踵而至。

连续5年以上每天摄入酒精40克以上，32%的人会有不同程度的酒精性肝病。

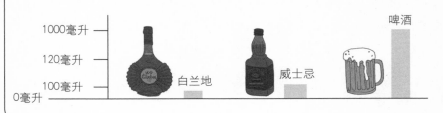

 健康锦囊

调理脂肪肝

❶ 红花山楂橘皮决明子汤

配方组成：

藏红花3～5克、山楂30克、橘皮15克、决明子30克。将山楂、橘皮、决明子洗净浸泡20～30分钟，大火煮开，小火30分钟，滤渣取汁，再加水按上述方法再煮一次，滤渣取汁，两次混合，温服。

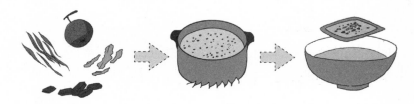

功效：

活血化痰明目。适于脂肪肝患者长期调理，能降低血脂，缓解腹胀。对于经常口中黏腻、面色灰暗、视力模糊和便秘的人有一定效果。

---

❷ 枸杞红枣马蹄甘蔗汤

配方组成：

取枸杞、大红枣各30克，马蹄连皮（切小丁）、鲜甘蔗（剁小块）各90克，加适量清水煮沸，再小火煮20分钟。喝水，吃枸杞、大枣、马蹄，嚼甘蔗。

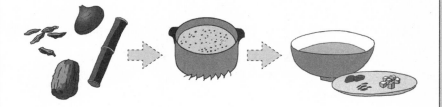

功效：

补肝明目、清热生津。适用于肝肾亏虚，头晕湿热、眼干口干、心烦睡眠差等，特别适合中青年调理。

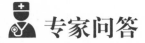

专家问答

1 问：近两年体检报告显示总胆固醇在正常范围内，而甘油三脂是4.5（正常值：0.34～2.20），低密度脂蛋白3.70（正常值：2.07～3.10），比正常高出一些，甘油三脂明显升高了，请问医生要不要治疗？（汪先生，42岁）

根据化验报告分析，甘油三脂和低密度度脂蛋白是明显升高了，这是动脉硬化的危险因素。年龄42岁不算大，建议在控制饮食的基础上，给予一些降脂药物治疗，平时要加强运动，喝些山楂降脂茶等。

2 问：家里添了一个小外孙，我患脂肪肝好多年，其他正常。会不会传染？（程阿姨，58岁）

在我国每10个人中就有一个人患有脂肪肝，脂肪肝本身是不会传染的，仅仅是肝内脂肪含量过多，与传染性因素无关（也就是说不具有传染源）。大家完全没必要谈肝色变。虽说脂肪肝不会传染，但若任其发展不治疗，就会给肝脏造成不可逆转的病变，因此要积极对症治疗、控制饮食、加强运动，严重的脂肪肝要有药物配合治疗，脂肪肝是可防可治的。

第3章

肾脏病

难以发现需注意

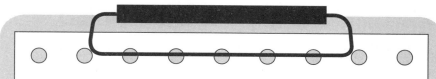

病例 **1**

　　赵先生，男，32岁。患有尿毒症3年，长期靠血透维持生命，病情基本稳定。一天他觉得胃部不舒服，去医院就诊，医生根据赵先生的病情和多年临床诊断经验，让他去做了一个心电图检查，结果发现胃痛掩盖下的病症竟然是心肌梗死，而引起心肌梗死的原因就是尿毒症。正是由于这位医生临床经验丰富、准确判断，及时挽救了赵先生的生命。

病例 **2**

　　王先生，男，55岁。6年前突然在家昏迷，家人急忙把他送到医院，经诊断为尿毒症晚期。这让王先生及家人大为惊讶。他一米八的身高，身材魁梧，身体一向健康，平时也没有什么特别的症状，怎么突然就患上了尿毒症晚期？医生告诉王先生：目前尿毒症的治疗方式只有血透、腹透和肾脏移植。肾脏移植需要供体配对，难度较大，所以这些年来，王先生只有靠每周2次的血透来维持生命。

■ 我国有近一亿慢性肾脏疾病的患者

据不完整统计：我国有尿毒症病人200万，每年只有5000例肾移植手术。调查数据显示：我国慢性肾病的发病平均年龄为50岁，而美国和欧洲一些发达国家，他们的平均发病年龄为65岁。这与国民的知晓率有直接关系，在美国，慢性肾脏疾病的知晓率为41.3%，我国内地对此病的知晓率仅为11.8%，治疗率仅为8.2%。由于知晓率低，病人自身不重视，就诊不及时，以及民众的防治意识薄弱，导致丧失了最佳的防治机会，使慢性肾脏疾病的患者不断增加。据上海、北京、广州三大城市的调查，成人慢性肾病的患病率为11.8%～13%，按此计算，我国有近一亿慢性肾脏疾病患者。

每年新发病并得到透析治疗的患者为一万人左右，加上维持血透和腹膜透析的病人总共超过十万人。一个透析病人一年的费用约为8万元，我国每年用于慢性肾病治疗的费用达100亿。

■ 以下症状需要警惕

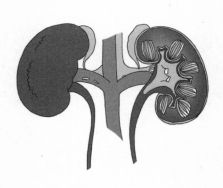

慢性肾脏病是肾小球肾炎、隐匿性肾炎、肾盂肾炎、过敏性紫癜肾炎、红斑狼疮肾炎、痛风性肾病、糖尿病肾病、高血压肾病的临床统称。除了急性肾炎和急性尿路感染（肾脏急性炎症性疾病）外，都可以归属慢性肾脏病的范围，慢性肾脏病是一个缓慢发展相对良性的疾病，患者在出现明显的临床症状前，往往经历了较长的无症状阶

段。比如：腰痛、浮肿、高血压、贫血等。其实这些就是肾脏发出的警报，如果不能及时有效诊治，就可能导致病情恶化，进而发展成为慢性肾功能不全、肾衰竭，最终形成尿毒症。

慢性肾脏病的典型症状

1. 早晨起来眼睑或颜面水肿，午后多消退，劳累后加重，休息后减轻，严重水肿可出现在身体低垂部位，如双脚踝内侧、双下肢、腰骶部等。

2. 小便泡沫多，长久不消失，表明尿液中排泄的蛋白质较多。

3. 尿色呈浓茶色、洗肉水样、酱油色或浑浊如淘米水。

4. 高血压可出现头痛、头晕、视物模糊等症状，也有些患者由于长期血压较高，已经习惯这些症状。

5. 不明原因的腰背酸痛。

6. 无发热症状、大量出汗、大量饮水。小便量骤减或陡增，或排尿次数频繁而排尿量少。

• 慢性肾病根据病情的轻重程度可以分为五期 •

前两期除了尿液及抽血检查外，临床上并无明显症状，偶有眼睑、脸部或手脚浮肿、疲倦、头痛或血压偏高的现象，尿量异常、夜间尿频、小便起泡、尿液带血、尿液成铁锈色或棕色；后腰部的肋骨缘下方疼痛等。进入慢性肾病的第三期和第四期的患者，因无法排出体内代谢废物及液体，而产生恶心、呕吐、食欲差、水肿、高血压、头痛、贫血、喘气，甚至骨骼病变等，如果病情得不到有效控制，即进入肾脏病的第五期即尿毒症。

尿毒症是慢性肾脏病发展的最终结果，此时要维持生命，就只有靠透析或者移植等替代肾脏的治疗方法。

■ 慢性肾病的高危人群

- 患有高血压、高血糖、高血脂的"三高"人群

- 有慢性肾脏病家族史的人群

- 女性反复尿路感染、男性前列腺炎患者

- 因药物引起肾脏损害的人群

- 接触重金属或有机溶剂二种

- 烟民

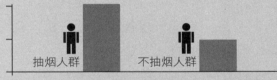

抽烟人群　　　　不抽烟人群

图注：抽烟的人是不抽烟的人患慢性肾脏疾病的2倍。

 健康锦囊

护肾在于养肾

　　肾脏是人体内代谢产物的主要排泄器官，负责调解人体内水分和电解质的平衡，代谢生理活动所产生的废物，排于尿中。当肾脏发生病变后，除了及时给予治疗外，还要注意不能增加肾脏的负担，尤其是饮食不当所造成的负担。

　　首先要提醒那些患有高血压、高血脂、高血糖的病人要重点保护好自己的肾，控制好血压、血糖、血脂。在饮食方面要低盐、

严格控制蛋白质的摄入。谨慎用药，减少药物对肾脏的损害。

女性有经、孕、产、乳期，带有独特的生理特点，因此护肾养肾更为重要。

长时间煲汤后，骨头和肉里边的磷会释放到汤汁里。正常人喝下含磷高的老火汤，可以把磷排出。然而肾脏功能不全的患者不易把磷排出，磷会在体内堆积。另外，肾功能不全者最好不要吃杨桃，轻者会反复打嗝，严重的人甚至会昏迷和抽搐。

护肾三大要点

第一多喝水，
保持尿液的畅通；

$+$

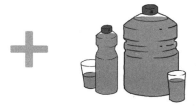

第二控制蛋白质，
减轻肾脏负担；

$-$

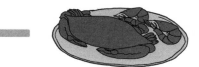

第三低盐饮食，
减少肾脏的伤害。

$-$

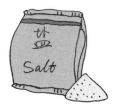

■ 慢性肾脏病早发现

肾脏是人体的排毒器官，虽然看不见摸不着，但是我们可以通过查看每天排出的尿液来关心自己的肾脏是否健康。同时也可以定期通过医院的专业检查来关爱我们的肾脏。

1. 查看尿液

看颜色：正常的尿液是淡黄色的，清澈不浑浊。若尿液呈白色且有沉淀物，上面可能还有些泡泡，就是蛋白尿。如果尿液如同洗肉的水，就是血尿，无论是蛋白尿还是血尿，都要引起重视，应该到医院去做进一步的检查。

2. 看眼和脚

早晨起来眼睛肿，到了下午眼睛不肿，脚开始肿了，这是典型的慢性肾病患者的症状。

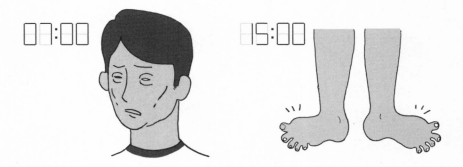

3. 尿血检查

靠人眼观察只能是一个初步判断，医院专业的实验室对尿液、血液的化验才是精准判断。最普通的尿常规检测是最简便的检查手段，能借此了解肾脏有无病变，以及病变性质和程度；尿微量白蛋白测定，是判断早起肾损害的敏感指标之一。血液中的肌酐、尿酸、尿酸氮等指标是判断肾功能的重要参考数据，通过血、尿检查才能对肾功能做出正确的评估。

对于一般人群来说，每年应该做一次这样的血、尿常规检查，平时测量血压，而对于那些易患慢性肾脏疾病的高危人群，每年应该做两次检查，如果是慢性肾脏疾病患者，则应该每月检查一次甚至更频繁。

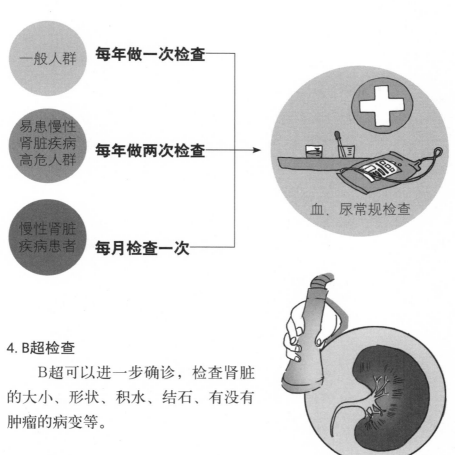

一般人群　**每年做一次检查**

易患慢性肾脏疾病高危人群　**每年做两次检查**

慢性肾脏疾病患者　**每月检查一次**

血、尿常规检查

4. B超检查

B超可以进一步确诊，检查肾脏的大小、形状、积水、结石、有没有肿瘤的病变等。

专家问答

1 问：我最近刚做过B超，检查结果全部正常，这是不是说明我的肾就一点没有问题了？（张先生，34岁）

肾脏B超检查，它主要看一个肾脏的结构，肾脏内有没有结石，有没有积水，有没有肿瘤性病变等。B超检查结果正常，只能说明肾脏的形态没有异常，并不表示你的肾功能没有一点问题，诊断肾功能的好坏，还是需要做血样和尿液的检查。

2 问：最近一段时间腰酸，有尿液混浊、排尿不畅等现象，肾脏是否出现了问题？（陈女士，47岁）

从这些症状来看，不能确定到底是否患了慢性肾脏疾病，要确定是否患了慢性肾脏疾病，还要看是否有高血压病史和水肿等症状。所以，可以去医院做一个尿液检查，看一下是不是蛋白尿。如果蛋白是阴性的话，还可以看一下尿液中是否有白细胞，如果有白细胞，也可能是尿路感染引起的。如果有蛋白尿，还可以做一个24小时的尿蛋白检测。此外可以验血和超声检查，根据尿液和血液检查的结果做一个综合判断。

3 问：一年前体检，显示尿潜血弱阳性，最近一次检查显示尿液潜血+，镜下检查有红细胞5～7个，像我这样的情况可能是慢性肾脏疾病吗？（李先生，38岁）

这样的情况应该去医院做进一步的检查，如：做尿相差显微镜和超声波检查，可以再查一下血液，看看肌酐和尿酸的指标是否正常。如果仅仅是尿液潜血或者红细胞，从来没有尿蛋白和高血压出现，应该问题不严重，大概是隐匿性肾炎，不过需要定期去医院门诊复查尿检。

4 问：最近经医生确诊为慢性肾病 II 期。都说慢性肾炎吃东西要严格控制，为此非常担心，什么东西都不敢吃。（沈先生，45岁）

有些患者患了慢性肾病之后，连正常的饮食都受到了影响。有的甚至还采取"饥饿疗法"，错误地认为这样就可以减少肾的负担，起到保护肾的目的。殊不知这样会适得其反，饥饿疗法更加重了患者的营养不良，造成机体抵抗力下降和低蛋白血症、贫血等，加重病情，导致肾功能的衰竭。其实，慢性肾病患者根据自己的检查结果，可以清晰地知道肾病的类型，也可以总体上掌握自己的饮食需求。在日常饮食中只要遵循"高热量、低蛋白、限盐、限水"的原则，做到荤素搭配，慢性肾病患者也是可以享受美味食品，吃得丰富的。

第 **4** 章

肠癌

容易被当成痔疮

病例 1

52岁的王先生在2年前开始便血，他本人没太在意，以为是痔疮出血，等到确诊，发现已是结肠癌晚期，后悔莫及。

病例 2

38岁的宋先生因患早期结肠癌，在1年前接受手术治疗，幸运的是他能够及时查明病情并接受手术。术后不需要做化疗或放射治疗，只需要一段时间的休养调息。

■ 中国肠癌发病率在全球排名窜升至第三位

据统计显示：中国肠癌发病率在全球排名窜升至第三位，肠癌正呈现出高发趋势，尤其是在工作压力比较大的城市人群当中，肠道健康备受关注。中国年均新发肠癌病例13～14万，并以年均4%的增幅不断攀升，死亡人数每年为6～9万人。到2020年，中国可能有550万人罹患该病。城市的生活节奏加快，生活膳食上的要求也越来越高，喜欢吃精细食物的人，肛肠问题尤为严重。

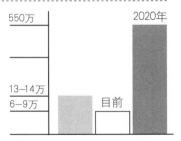

年均新发肠癌病例
13～14万

死亡人数每年约为
6～9万人

到2020年中国可能有
550万人罹患该病

■ 以下症状需要警惕

生活中有许多人，无缘无故地出现了便血、肛门有异物感的症状后，往往自认为是上火，痔疮老毛病发了，不重视，不检查，不当一回事。还有的人觉得肛门部位的疾病难以说出口，不好意思去医院看病检查，往往会酿成大祸。

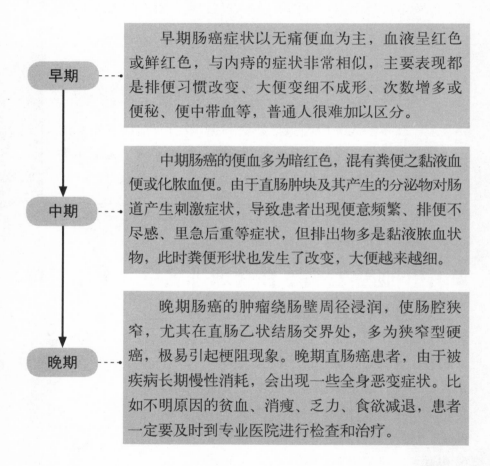

早期

早期肠癌症状以无痛便血为主，血液呈红色或鲜红色，与内痔的症状非常相似，主要表现都是排便习惯改变、大便变细不成形、次数增多或便秘、便中带血等，普通人很难加以区分。

中期

中期肠癌的便血多为暗红色，混有粪便之黏液血便或化脓血便。由于直肠肿块及其产生的分泌物对肠道产生刺激症状，导致患者出现便意频繁、排便不尽感、里急后重等症状，但排出物多是黏液脓血状物，此时粪便形状也发生了改变，大便越来越细。

晚期

晚期肠癌的肿瘤绕肠壁周径浸润，使肠腔狭窄，尤其在直肠乙状结肠交界处，多为狭窄型硬癌，极易引起梗阻现象。晚期直肠癌患者，由于被疾病长期慢性消耗，会出现一些全身恶变症状。比如不明原因的贫血、消瘦、乏力、食欲减退，患者一定要及时到专业医院进行检查和治疗。

由于早期肠癌和痔疮的症状很相似，建议患者一旦出现以上情况，要及时到医院做肠镜检查，以免耽误最佳治疗时机。肠道"交通"出现问题，引发肠癌的病例枚不胜举。

■ 肠道疾病高发原因

　　肠道疾病与肠癌的成因十分复杂，其形成主要原因是环境、饮食、生活习惯等综合因素在起作用，导致体内基因突变而形成。其中不良生活嗜好是重要诱因之一。

1.饮食结构的改变，食物中的粗纤维越来越少，油腻油炸的食物增多，抽烟酗酒。

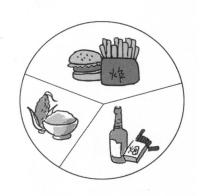

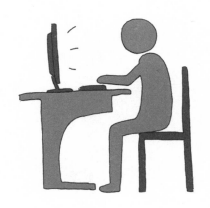

2.长时间坐在办公室或者电脑前，活动量相对减少，体内高蛋白质、高脂肪食物没有机会代谢掉。

3.生活没有规律，大量的烟酒、烧烤食物非常不利于肠道的保养，长期不按时进餐、熬夜也会导致胃肠道功能的紊乱。

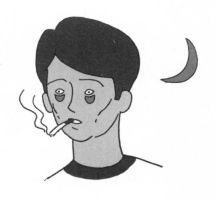

4.沿海地区和农村患者过多食用腌
渍加工食品。

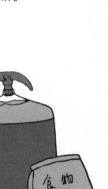

5.食物中的农药污染、不合理的食品
添加剂等也是诱因。

6.直肠癌的遗传概率很大，是发病
率增加的重要因素。

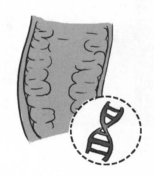

　　近年来，年轻人患肠癌的比例在不断攀升，且男性多于女
性。当肠癌成为最具威胁的健康杀手，肠道健康再也不容忽视，
这个人们很少主动关注的部位，如今也急需保养。

　　呼吁大家关注肠道健康，建立定期检查的健康观念，平时要
经常给肠子排排毒。

■ 肠道毒素来源——宿便

宿便即肠道内多日停滞淤积的陈旧大便，一般3～5日不解大便而停留于肠道内。

宿便是人体肠道内一切毒素的根源。"一日不排便，胜抽三包烟。"肠道内宿便就像腐肉，又臭又脏，宿便所产生的大量毒素被人体吸收后，会降低人体的免疫力，诱导各种疾病发生，严重危害身体健康！

• 宿便中的毒素 •

宿便中的毒素被肠道反复吸收，通过血液循环到达人体的各个部位，导致女性面色晦暗无光、皮肤粗糙、毛孔扩张、痤疮、腹胀腹痛、口臭、痛经、月经不调、肥胖、心情烦躁等症状。

• 宿便引起肛肠疾患 •

便秘时，排便困难，粪便干燥，可直接引起或加重肛门直肠疾病。如直肠炎、肛裂、痔疮等。宿便中的有害物质可引起胃肠神经功能紊乱而致食欲不振，腹部胀满，打嗝儿，口苦，肛门排气多等表现。

• 宿便形成粪便溃疡 •

较硬的粪块压迫肠腔，使肠腔狭窄及盆腔周围结构阻碍了结肠扩张，使直肠或结肠受压而形成粪便溃疡，严重者可引起肠穿孔。

• 宿便引发结肠癌 •

因便秘使肠内致癌物长时间不能排除出去，致使严重便秘者约10%患上结肠癌。

食物清肠排毒法

水果类

❶ 猕猴桃

　　猕猴桃含有丰富的膳食纤维、果寡糖，可增加保水性，软化粪便，其特有的含硫蛋白质可促进肠道蠕动。一般两颗猕猴桃即可提供每天所需的维生素C的量，热量只有334.72千焦（80千卡），吃多了也不会发胖。猕猴桃还可以改善睡眠，让心情愉快。

❷ 香蕉

　　含有丰富的膳食纤维、果寡糖，有利于肠道中有益菌的生长，当有益菌在肠内繁殖时，会产生一些有机酸，能够刺激肠道蠕动，改善便秘。

❸ 菠萝

　　含有丰富的糖类、酶、维生素及膳食纤维、钙、磷、铁、胡萝卜素等营养成分。纤维质可以润肠通便，有利于消化与肠道健康。

❹ 火龙果

　　含丰富的纤维质及果胶，维生素A、维生素C、维生素B_1、维生素B_2及胡萝卜素等，有助于保水性，可以消食健胃，润肠通便。

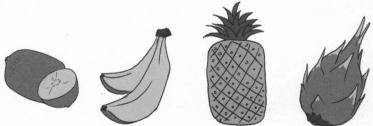

日常饮食

　　在日常饮食上，建议多吃全谷类，如糙米、燕麦、全麦等食物。比如麻油拌菠菜。材料：鲜菠菜250克，麻油15克。做法：先将菠菜洗净，然后放进沸水中烫3分钟，取出放碗中，加进麻油拌匀食用。每天2次，连服一周。具有润肠通便的有效作用。严重的宿便患者，听医嘱可以用药物进行治疗。

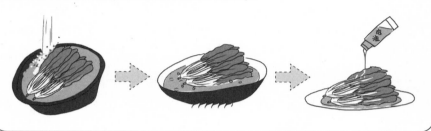

■ 教你区分便血颜色

大便出血分真假两种：

· 假便血 ·

　　是因为吃了某些食物和药物后会引起大便颜色变色。比如服用了补血的铁剂、碳粉、铋剂、中草药，或吃了猪肝、番茄、甜菜等食物后，大便可呈暗褐色、黑色或红色。有时口腔或鼻腔内出血咽下后也会引起大便颜色的改变。这些就是假性便血，停用药物和食物后，"血便"就会消失。

· 真便血 ·

　　对于真的便血是指肛肠疾病引发的便血，痔疮、肛裂、直肠息肉、结肠息肉、溃疡性结肠炎，甚至是直肠癌等，都会出现大便出血的症状，因此我们应给予重视。

便血的颜色不同，病因不一样：

1. 肛裂便血

肛裂导致的便血，血色鲜红，滴出或手纸擦后有血迹，且便后肛门剧烈疼痛，可持续半小时，甚至半天以上。

2. 痔疮便血

便血一般发生在排便过程中或排便后，出现滴血或喷射状，血色鲜红，血与粪便不混合。痔疮分成内痔、外痔、混合痔三大类，其中内痔是微痛便血，血液呈鲜红色，量少；外痔在排便过程中，如果是大便干燥，擦伤外痔痔核引起血栓，会疼痛。混合痔兼有内痔、外痔的特征，具有便血、疼痛、脱垂、瘙痒等症状。

3. 直肠、结肠息肉便血

血色鲜红、无痛、血与大便不混合。

4. 直肠癌便血

血色鲜红或暗红，出现滴状附于大便表面；晚期常出现脓血大便并伴有肛门直肠下坠、人消瘦、里急后重、大便习惯改变等症状。

■ 便血做什么检查

据统计，80%的肠癌发生在直肠，其中有2/3发生在肛门手指能够触及的地方。但是，作为发现肛肠疾病最便捷、有效的方式，肛门指检往往被人们所忽视，主动去做此项检查的人非常少。

1. 肛门指检

准确的肛门指检，大致可以诊断出距肛缘7～10厘米的肛门、直肠有无病变，以及病变的性质。指检方法：戴好手套后，用食指触及肛门周围了解有无硬结、肿物以及肿物是否有压痛、波动感，并检查肛门外皮下有无瘘管、索条等问题。

如果出现肛门处有疼痛，最常见的是肛裂和肛周脓肿。肛周脓肿应及早切开排脓。肛周经常出现肿痛并流脓血的话，大多是发生肛瘘，指检能明确诊断出问题所在。

痔疮是最常见的肛门疾病，主要表现为便血和肿块脱出，临床上极易同直肠癌相混淆，但通过肛门指检，大多能做出正确的诊断。

2. 无痛肠镜检查

电子无痛肠镜已经在各大医院广泛开展，相比较于传统的肠镜来说，无痛镜检优点广泛：

首先，在检查中患者没有恶心、呛咳、憋气、疼痛等不良反应，对整个检查过程无记忆，因此可以避免紧张焦虑情绪，使检查耐受性提高。

其次，无痛肠镜检查创造了良好、松弛的检查条件，便于医生发现微小病变或肠息肉，对于较小的息肉，医生可以当即进行治疗，这种方法具有损伤小、出血少、术后无疼痛、时间短等优点，特别对于害怕疼痛的女性、小孩及体质较弱的老人，无痛肠镜的优势则更容易被接受。

再次，无痛检查能减少患者因痛苦产生的不自觉骚动，整个检查过程中病人生命体征可保持平稳，这对于高血压、冠心病患者非常重要，能减少或避免脑出血、心肌梗死等意外事件的发生。

电子无痛肠镜检查，可深入结肠内部，肠道内微小病灶均可清晰呈现，检查时间仅需3～5分钟,正确诊断率99%以上，是目前筛查肠癌的"有力武器"。只要患者警惕便血，肠癌的早期发现是完全可能的。

高危人群应重视肠镜检查

❶ 对于一般人群来说，50岁应做第一次肠镜检查，若没有异常，以后每隔3～5年检查一次，如果发现有腺瘤性息肉，应尽早摘除，摘除后每年进行一次肠镜复查。

❷ 父母或兄弟姐妹等直系亲属中有肠癌患者，属于肿瘤的高危人群，应每年接受一次肠镜检查。

❸ 如果不到50岁，非直系亲属中发现有肠癌，也应该前往医院，接受肠镜检查。

❹ 有以下这些症状持续两周或两周以上，应去医院检查,建议肠镜检查，排除病因。

- 排便习惯改变：
最近经常腹泻或便秘，和以前相比，粪便形状改变或变细等。
- 黏液血便：
大便中常带有鲜红或暗红色血液和黏液。
- 里急后重感：
总是感觉大便没有排完，但排便却又排不出大便。
- 持续性腹痛：
疼痛部位多在中下腹部，程度轻重不一，多为隐痛或胀痛。
- 出现贫血，消瘦。

要防患于未然，一定要有定期体检的意识，才能够排除体内潜在的安全隐患。

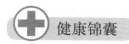

学点小"肠"识，给肠子排排毒

用5～7天给身体来个大扫除，自我清理毒素。

起床后喝一大杯温柠檬水

起床后不要立刻进食或忙着洗脸刷牙，此时你最需要的是加一片新鲜柠檬片（如果没有新鲜的，干柠檬片也可以）的温开水，它可以促进肾脏的循环，激发一天新陈代谢的开始。如果你有每天服用维生素或鱼肝油丸习惯的，此时也可以一并服下，帮助在接下来的早餐中吸收最多的营养元素，保证一天的养分和机体正常运作。

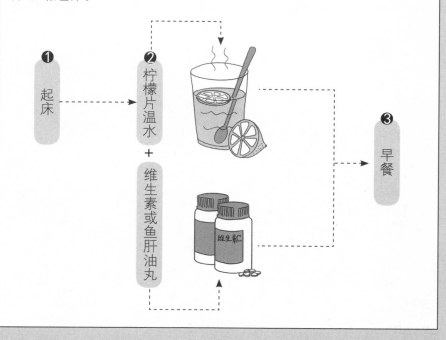

有益排毒的碱性食物

❶肝脏是解毒的重要器官，必须减缓肝脏的超负荷运动。需要控制小麦、肉类、乳制品、盐和糖、食物添加剂、防腐剂、酒和油炸食品的摄入量。应以米饭为主食，能净化肠胃功能而且不会加重消化道负担，米饭所含的淀粉质对清理肝脏毒素来说是灵丹妙药。

❷尽情享受蔬菜和水果，高排毒的食品有：猕猴桃、柑橘、葡萄、菠萝、黄瓜、菠菜、卷心菜、苦瓜、水芹菜等。

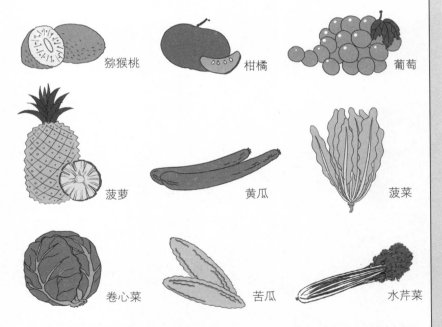

猕猴桃　　柑橘　　葡萄

菠萝　　黄瓜　　菠菜

卷心菜　　苦瓜　　水芹菜

　　以上蔬菜都有一点微苦，但是它们含有净化物质，可以让肝脏努力排除毒素。

运动排毒法

❶ 每日散步至少30分钟，做些轻柔舒缓的运动，如慢跑、打太极拳等。

❷ 练习腹式呼吸：平躺下来，用鼻孔吸气，然后屏气，气流经过腹腔，再慢慢从鼻孔呼出。

❸ 洗桑拿帮助出汗，蒸10～15分钟后冲一下凉水澡，刺激加速血液循环。

❹ 运动的同时，要时刻补充水分，可以喝绿茶，但绝不能喝碳酸饮料。市场上的运动型饮料，在排毒的这几天里最好不要饮用。

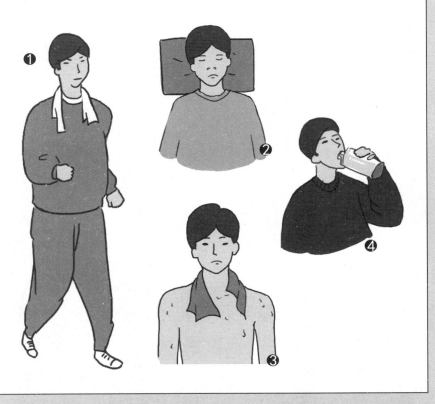

美容排毒法

皮肤是身体排毒的重要途径，当体内毒素累积过多时，皮肤也会首先报警。肤色黯淡、干涩无光、痘痘频发、油腻严重，这些都是身体有毒素的迹象。

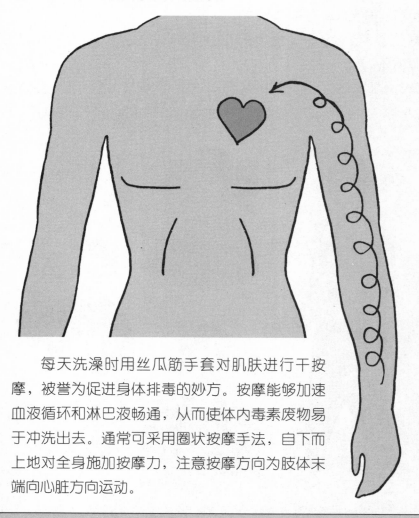

每天洗澡时用丝瓜筋手套对肌肤进行干按摩，被誉为促进身体排毒的妙方。按摩能够加速血液循环和淋巴液畅通，从而使体内毒素废物易于冲洗出去。通常可采用圈状按摩手法，自下而上地对全身施加按摩力，注意按摩方向为肢体末端向心脏方向运动。

简易排毒法

　　如果你工作忙碌，作息时间不稳定，可以用简易的方法轻松排毒。

❶ 每天早上侧卧着喝一杯加柠檬的温水。这一动作有利于水经过肝脏，带走在体内沉积了一夜的毒素。

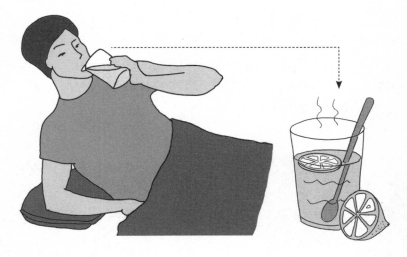

❷ 吃苹果。苹果是天然的解毒剂，它所含的果胶能帮助我们把吸进体内的污浊空气和金属废物排出去。

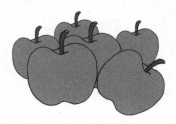

专家问答

1 问： 因小腹疼痛到医院做了肠镜检查，发现是早期结肠癌，非常害怕，如何治疗比较好？（沙女士，31岁）

早期结肠癌建议手术治疗效果比较好，术后配合中药治疗，可以防止复发，有效地抑制或消除肿瘤，提高免疫力，达到标本兼治的目的。

假如是中晚期的话，手术后要考虑进行化疗，同时联合服用中药综合治疗，无论是传统的手术还是介入手术治疗，都能起到抑制癌细胞发展，控制转移和复发的疗效。由于每个人的个体差异，加上病情表现不同，用药后的状况也有很大差异。所以建议找医生进行个性化的有针对性的治疗。

2 问： 患直肠癌做了手术后恢复很好，8年来定期肠镜检查，并无大碍。现在最担心的是有两个女儿，都已经结婚生孩子，听说癌症会遗传给下一代或隔代传，是真的吗？（厉先生，65岁）

民间有"一人得癌，代代担忧"的说法。癌症是否会遗传，的确困扰了许多人。在流行病学调查中记载，家族中有人患癌症，其后代有遗传的倾向，这并不意味着癌症都会遗传。有癌症家族史的人并不一定就会得癌，只是得癌症的几率可能比普通人大一些而已。因此，对于癌症病人和与病人有血缘关系的亲属来说，不必过于担心，只要提高防癌意识，减少致癌因素的接触，改变不良生活习惯，是可以避免癌症发生的。对于遗传性较强的肿瘤，也可通过定期检查，达到早期发现和早期治疗目的。

3 问：在国外生活快12年了，平时吃的都是烧烤或油煎的牛排、羊排等西式食物，今年回国后，朋友都反对我吃这些烧烤东西，说是有致癌物质，容易得结肠癌？（刘先生，46岁）

在洋快餐中有一种致癌物质存在于炸薯条等煎炸食品中。而在烤牛排、烤羊肉等烧烤食物的过程中，会产生一种叫作"苯并芘"的致癌物质。这是因为在烧烤过程中，肉中的脂肪溶解后滴在火上，产生的苯并芘吸附在肉的表面，尤其在那些轻微烧焦的部位。人们如果经常食用被苯并芘污染的烧烤食品，致癌物质会在体内蓄积，有诱发胃癌、肠癌的危险。欧美等国是结肠癌的高发国家，熏烤食物习惯是重要诱因。

提醒大家的是：无论是结肠癌还是直肠癌，预防要从日常饮食、作息、调整心态等方面入手。平时多吃富含植物纤维素的食物，如全麦、红薯、玉米、大麦、高粱、燕麦等。新鲜蔬菜、水果、海带、紫菜、菌菇也是很好的植物纤维素。适当补充一些膳食纤维制剂也是一种不错的选择。

第5章

甲状腺疾病

值得注意

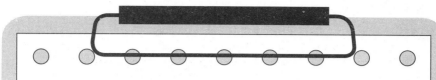

病例 1

62岁的秦大妈体态一直比较胖，有人曾提醒她：你的脖子太粗了，怎么回事？秦大妈觉得是太胖的缘故。去年夏天开始，她只能半躺着睡觉，一躺平就感觉憋气，开始老人以为是自己的扁桃体炎发了，但是吃了药还是不管用。最后，秦大妈去医院检查，被确诊为甲状腺肿瘤，秦大妈脖子里的肿瘤已经超过了10厘米，2厘米粗的气管被肿瘤压迫，难怪秦大妈躺下就喘不过气。

病例 2

28岁的王小姐最近在体检中发现甲状腺处有一肿块，医生希望她做进一步的检查，为此，王小姐非常紧张，经过B超、针刺等一系列的检查，最终确诊为甲状腺良性结节。王小姐悬着的一颗心终于放了下来，不过医生叮嘱她，需要定期随访。

■ 每六位女性就有一位正被甲减问题困扰

甲状腺疾病好发于36岁至65岁的人群，25岁至35岁青年的结节恶性率高达3.54%。其中，女性结节患者10个里面有1个是甲状腺癌，尽管男性患甲状腺疾病的概率比女性低，但患甲状腺癌的比例却比女性高，在10个男性甲状腺结节患者中有3个是甲状腺癌。

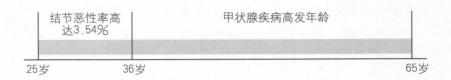

据最新的《中国十城市甲状腺病流行病学调查》结果显示，甲状腺病患者比糖尿病患者还要多。甲状腺癌发病数也在不断攀升，目前已跃居女性恶性肿瘤的第五位。

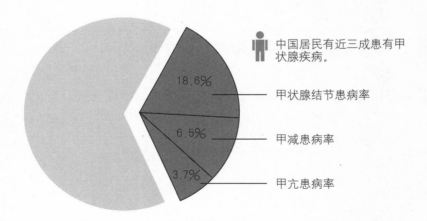

女性更是甲状腺功能减退（甲减）问题的多发群体，患者若是处于妊娠期，流产概率和妊娠晚期胎儿死亡率均大幅增加，并极易导致新生儿智力发育受损和生长发育障碍，对母亲和孩子造成无法挽回的伤害。35岁以上的女性更应引起警惕，据统计，每6位女性就有1位正被甲减问题困扰。全球患者超过3亿，中国至少有4000万原发性甲减患者和1000万甲状腺功能亢进（甲亢）患者，但由于公众认知度较低，仅有约5%的患者接受了治疗。

甲状腺功能亢进的症状

怕热	爱出汗	皮肤潮湿	多食善饥	体重下降
焦虑	紧张	易激怒	失眠	记忆力减退
手和眼睑震颤	心悸气短	心动过速	眼睛突出	凝视
肌肉无力	疲乏	脱发	大便次数增加	月经紊乱

甲状腺功能减退的症状

疲乏	易困倦	软弱无力	怕冷	记忆力减退
反应迟钝	体重增加	精神抑郁	便秘	月经紊乱
不育	关节或肌肉疼痛	毛发或指甲变薄	皮肤干燥发凉、粗糙脱屑	颜面、眼睑和手皮肤水肿
声音嘶哑	贫血			

甲状腺结节症状

一般无明显症状；

部分患者因肿块增大而产生吞咽不适、呼吸困难等压迫；

部分患者会出现刺激性咳嗽和声音嘶哑等症状。

甲状腺癌症状

甲状腺肿瘤一般无明显症状；

瘤体较大时，压迫气管、食管、神经而导致呼吸困难、吞咽困难、声音嘶哑等症状；

当肿瘤合并出血而迅速增大时会产生局部胀痛；

如果癌肿局限在甲状腺体内，则可随吞咽上下活动；

若已侵犯气管或邻近组织，则较为固定。

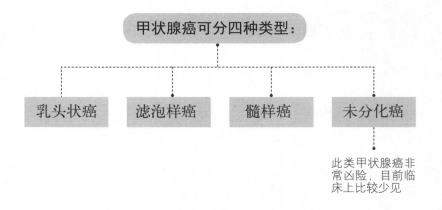

甲状腺癌可分四种类型：

乳头状癌　　滤泡样癌　　髓样癌　　未分化癌

此类甲状腺癌非常凶险，目前临床上比较少见

■ 甲状腺疾病的高危人群

有甲状腺炎家族史者

患有1型糖尿病或者其他自身免疫性疾病者

年龄超过50岁或绝经后的女性

曾经接受过甲状腺手术者

抽烟可导致甲状腺肿大

接受过放射性碘治疗、颈部曾经接受过大剂量X线或放射治疗者

患有唐氏综合征或特纳综合征者

怀孕和分娩后的女性，在妊娠期间易发生甲状腺功能减退

亚洲人和白种人患甲状腺疾病的概率比其他人种高

碘缺乏或过度摄入人群

滥用雌激素也可能导致甲状腺疾病

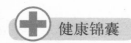

科学合理补碘

缺碘可导致甲状腺肿瘤，但是过多的摄入碘，也可能成为某些疾病的诱发因素，所以不要盲目过多地摄入碘或拒绝碘。

人体碘的80%～90%来自于食物，10%～20%通过饮水获得，5%的碘来自空气，因此食物是人体碘的主要来源。世界卫生组织推荐我们人体每天正常摄入碘150～200微克，也就是0.15～0.2毫克，孕妇可适当提高至0.25毫克。

看看150微克的碘对应的食物应该吃多少呢？

品名	重量（克）	含碘（微克）	多少克食物含0.15毫克碘
干紫菜	100	4323	3.47
干海带	100	923	16.25
虾皮	100	264.5	56.71
菠菜	100	164	91.5
芹菜	100	160	93.75
海蜇	100	132	113.64
带鱼	100	5.5	2727.27

从上面的列表可以看出，我们每天只要吃3.47克的紫菜或者16.25克的海带就可以满足一天的碘摄入量。

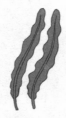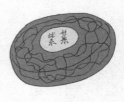

■ 甲状腺疾病早发现

我国罹患甲状腺疾病的人数不断增多的原因，主要是精神紧张、环境辐射、饮食缺碘或高碘等。另一方面，随着科技水平的发展，检测仪器愈加先进，即便是2毫米的结节也可以被检测到。这使得甲状腺疾病可以早发现早治疗。因此，早期筛查、及时诊断和治疗显得尤为重要。特别是这两年，人们对甲状腺疾病越来越重视，并把甲状腺健康的检查列入体检范围内。

1. 验血检测甲状腺素（即T3、T4、TSH）分泌情况，看甲状腺功能是否正常。

2. B超检查，看甲状腺大小、形态、包膜、血运等情况是否异常。

3. 如果发现甲状腺有钙化，需要进一步检查属于哪种钙化（钙化分为三种情况，1、细小钙化；2、粗大钙化；3、环形钙化）。一般来说，环形钙化绝大多数都是良性的，而细小钙化和粗大钙化就要引起重视。

4. 如果在B超检查后怀疑有癌变的倾向，建议做一个细针穿刺检查。通过B超和细针穿刺检查，诊断准确率可以达到95%以上。

■ 甲状腺疾病的预防

1. 尽量避免儿童期头颈部X线照射。

2. 不要滥用雌激素,因它对甲状腺癌的发生起着促进作用。

3. 甲状腺癌患者应吃富于营养的食物及新鲜蔬菜，避免肥腻、香燥、辛辣的食物。

4. 积极锻炼身体，提高自身免疫能力，保持良好的精神状态。

专家问答

1 问：甲状腺疾病是不是与碘过量有关系？我们家以前都吃碘盐，现在全家都有点结节，所以，现在我们家都吃无碘盐了。（陈女士，49岁）

甲状腺结节与碘过量是否有关，还没有做出进一步的研究，也许有一定关系。但我们建议要科学补碘、合理补碘。全家都患有结节，这也许与遗传有关系。需要限碘的人群只有：甲亢患者、桥本氏甲状腺炎患者、甲状腺癌患者。

2 问：前一段时间体检查出患有甲状腺结节，结节大小超过2.1×1.5厘米，进一步检查结果也出来了，诊断为良性结节。不过还是有点纠结，到底需要不需要开刀？（王小姐，27岁）

良性肿瘤是否要开刀，不能以结节的大小作为手术的惟一标准。一般来说，甲状腺手术需要符合六大原则：①怀疑有癌变；②对食管、气管、神经产生明显压迫的；③肿瘤同时合并甲亢；④肿瘤有从纵隔往胸腔里面长的趋势；⑤肿瘤长得很大，严重影响形象；⑥有极少数患者对自己的疾病过于恐慌，形成了心理障碍，影响正常生活。如果只是一般的甲状腺结节，只要定期随访复查就可以了。

3 问：如果甲状腺手术把甲状腺切掉，那甲状腺功能不就没了？机体是不是会紊乱？以后对生育有影响吗？

甲状腺手术分部分切除或全切除，手术方式不同，甲状腺功能受影响程度也不尽相同。一般情况下，根据术后甲状腺功能评估情况，补充适量甲状腺激素就可以维持正常甲状腺功能。因此，对生育也不会产生很大影响，但要注意随访，在医生的指导下适时调整甲状腺激素剂量及合理补碘。

4 问：我的一个同学患了甲状腺癌，刚做过手术不久，现在情绪低落，精神状况非常差，不愿意与人接触，我们该怎么帮助他？（张先生，37岁）

　　甲状腺癌与其他肺癌、肝癌、胰腺癌等相比，其恶性程度要低得多，对患者的伤害也较小，只要积极治疗，治愈率还是非常高的。就拿复旦大学附属肿瘤医院来说，经他们实施的甲状腺癌手术10年生存率达到91.8%。但是也不能轻视它。所以，病人应该树立起积极乐观的心态，配合治疗，就一定能战胜病魔。

第**6**章

糖尿病

需要长期调养

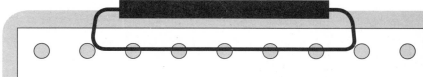

病例

　　53岁的张先生，去年冬天脚跟开裂一直不好，裂口越来越大，甚至还出现了化脓。前几年也出现过这种情况，一般到第二年春天脚跟自然而然就好了，可去年又复发了，就是不见好。后来张先生到医院多次就诊，经过反复检查才知道患了糖尿病，而且已经好几年了。

■ 全世界每30秒就有1个人因糖尿病而失去一条腿

　　糖尿病的并发症令人感到很恐怖，而目前糖尿病的发病率居高不下，并出现年轻化的趋势。

　　根据中国流行病学调查统计数据显示，目前我国糖尿病20岁以上成人发病率已达9.7%，患者人数超过9200万，每天新增病例3000余人。在发达城市，比如上海、广州、北京等地，其发病率还要更高。

　　20岁以上人员中糖尿病前期患者占到全国的15.5%，糖尿病的防治任务是任重道远。

15.5%

糖尿病还有年轻化的趋势，来自全国的流行病学调查显示，30～40岁人群糖尿病患病率为3%，40～50岁人群糖尿病患病率为7.3%。参加会诊的名医所接诊过的最年轻的2型糖尿病人才12岁。

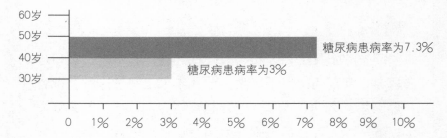

据世界卫生组织报道预测，在2025年全球的2型糖尿病患者可达到3.33亿，中国已成为世界上糖尿病患者绝对人数最多的国家，持续增长的糖尿病及其并发症，已成为严重的公共卫生问题。研究表明，2型糖尿病具有明显的家族聚集性，糖尿病患者的家族成员比无糖尿病家族史的人群发病率明显要高。

■ 以下症状需要警惕

在医院里，不少早期糖尿病患者来看病时，还以为自己得了皮肤病，去看皮肤科。而有些患病的老年人眼睛模糊，以为自己得了白内障，反复做无效的检查，延误了最佳治疗时机。

需要提醒大家注意的是，皮肤瘙痒、裂口不愈、体重下降、口干舌燥、视力模糊、下肢行走后疼痛、麻木等状况，在糖尿病患者中相当普遍。大概6个糖尿病患者中就有1个会出现足部病变的风险，比例挺高的。所以千万不要忽略了糖尿病及其并发症的早期症状！

有位观众患了七八年的糖尿病，却没发现自己有什么典型症状，到底是症状不明显，还是根本不知道哪些是糖尿病的典型症状呢？

一、糖尿病的典型症状

"三多一少"，即多饮、多尿、多食及消瘦。

1. 多尿

尿量增多，每昼夜尿量达3000～5000毫升，最高可达10000毫升以上。排尿次数也增多，每1～2个小时就要小便一次。糖尿病患者血糖越高，排出的尿糖就越多，尿量也越多。

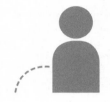

2. 多饮

由于多尿，水分丢失过多，发生脱水，因而饮水量和饮水次数都增多，越多饮又越多尿，形成正比关系。

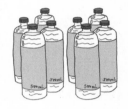

3. 多食

由于大量尿糖丢失，如每日失糖500克以上，机体处于半饥饿状态、能量缺乏，就需要补充，食量就会增加。同时因胰岛素分泌模式的改变，病人易产生饥饿感，老有吃不饱的感觉，甚至每天吃五六次饭，还不能满足食欲。

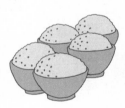

4. 消瘦

由于胰岛素相对或绝对不足，机体不能充分利用葡萄糖，再加上水分丢失，病人体重减轻、形体消瘦，严重者体重可下降惊人，以致疲乏无力，精神不振。病程越长，血糖越高，消瘦也就越明显。

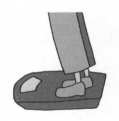

二、糖尿病其他症状

1. 疲乏无力

  由于血糖不能进入细胞、细胞缺乏能量所致。大约有2/3的糖尿病患者有疲乏无力的症状。

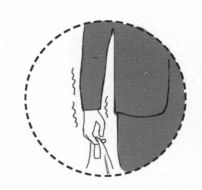

2. 容易感染

  糖尿病影响免疫功能，导致抵抗力下降，容易出现皮肤疖肿，呼吸、泌尿系统、胆道系统的各种炎症，而且治疗效果差。

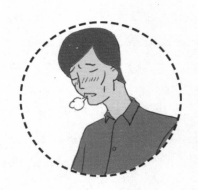

3. 皮肤感觉异常

  感觉神经障碍引起四肢末梢部位的皮肤出现异常，如蚁走感、麻木、针刺感、瘙痒，尤其女性易出现外阴瘙痒，有时可认为首发症状。

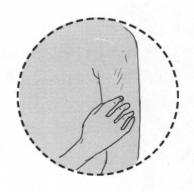

4. 视力障碍

糖尿病可引起眼睛各个部位的并发症，会出现视力减退、黑朦、失明等。

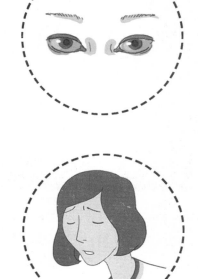

5. 性功能障碍

糖尿病引起血管、神经系统病变以及心理障碍等，男性出现阳萎，女性出现性冷漠、月经失调等性功能障碍。

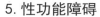

6. 大血管病变

2型糖尿病患者存在胰岛素抵抗、高胰岛素血症等症状，会出现高血压、高血脂、肥胖、冠心病、高血液黏稠度等问题，这虽不属于糖尿病症状，常为糖尿病的合并症，但有这些情况时，应注意检测血糖是否升高。

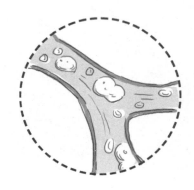

三、无症状糖尿病

有些糖尿病患者没有明显糖尿病症状，仅仅出现并发症的表现，比如：突然视物模糊、视力障碍，无原因的全身皮肤瘙痒或反复起疖子，女性病人外阴瘙痒，频繁的尿路感染，脚底部发凉，四肢麻木或疼痛，以及突然出现脑血栓、意识障碍及昏迷等。发现以上情况都应立即去医院就诊，以便及早诊断是否患有糖尿病。

健康小贴士

糖尿病的血糖指标

正常的空腹血糖值为3.8~6.1nmol/L。如果空腹血糖大于等于6.1nmol/L，为空腹血糖过高。

餐后2小时血糖小于7.8nmol/L为正常。如果餐后2小时血糖大于等于7.8nmol/L，又小于11.1nmol/L，为糖耐量减低。如果餐后2小时血糖大于等于11.1nmol/L或者空腹血糖大于等于7nmol/L，应考虑为糖尿病。

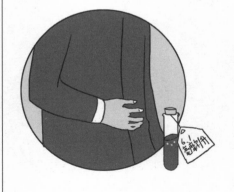
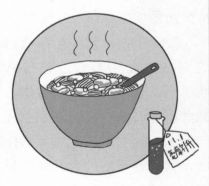

■ 糖尿病并发症

说糖尿病是"甜蜜"的杀手，致人死亡，其根本原因是得了糖尿病后，病人自身免疫功能下降，加上缺乏有效治疗或饮食不当，导致各种急慢性并发症的出现，严重威胁人的生命。临床上把糖尿病分为1型、2型，在患病人数中，2型糖尿病人比例占95%左右。

一、糖尿病急性并发症导致死亡

1. 酮症酸中毒

这种并发症致死的情况最为常见，表现为病人食欲减退、恶心呕吐、头痛、嗜睡、烦躁、呼吸加快、呼气中有烂苹果味（丙酮）。随着病情进一步发展，出现严重失水、尿量减少、眼球下陷、血压下降直至死亡。

2. 高渗性昏迷

是糖尿病的严重急性并发症，多见于老年2型糖尿病患者，常表现为血糖、血浆渗透压显著提高，失水及意识障碍，死亡率是酮症酸中毒的10倍以上。

二、糖尿病慢性并发症主要症状

1. 大血管病变，微血管病变，糖尿病肾病，糖尿病视网膜病变，神经病变，眼部疾病病变，糖尿病足部坏死。
2. 糖尿病患者更容易伴发感染：如上呼吸道感染，肺部感染，皮肤化脓性感染，胆道感染，泌尿系统感染，以及肺结核、真菌感染等。

■ 糖尿病早发现

糖尿病是严重危害人体健康的慢性疾病。一旦患上糖尿病，不仅会减少寿命，而且可能发生的感染会遍及整个身体，引发全身的并发症，严重影响病人的生理和心理健康，也给家庭造成沉重的经济负担。

哪类人群属于糖尿病的高危人群

有糖尿病家族史者，也就是父母一方、兄弟姐妹或其他亲属有糖尿病病史的，这些人患糖尿病的概率比一般没有家族史的人要高出2倍以上；

肥胖或超重者，尤其是腹型肥胖人群；

有高血压、高血脂、高尿酸、高胰岛素血症和血液高黏稠度的患者；已患有高血压、血脂异常或冠心病的患者；

以往怀孕时曾有过血糖升高或生育巨大儿(体重4公斤以上)的人群；

出生时体重低或婴儿期体重比一般小孩轻的人；

年龄大于40岁的人。年龄越大患糖尿病机会越大，糖尿病发病率随年龄而增长，至60岁达高峰；

长期高热量摄入、体力活动少、生活压力大和精神持续紧张的人；

长期吸烟人群；

长期使用一些特殊药物如糖皮质激素、利尿剂的人群；

曾被诊断为早期糖尿病的人群，即空腹血糖受损或糖耐量低减人群。

■ 糖尿病的防治和日常饮食

目前，我国的糖尿病患者近1亿。中国已成为世界上糖尿病患者数最多的国家。各地的发病情况呈人数增长、患者年轻化的趋势。因此，尽早确定糖尿病危险人群，及早采取干预措施，预防和减少各种并发症的发生，在最大程度上减少糖尿病对人的危害和医疗开支，都是非常必要和重要的。

对糖尿病高危人群可进行早期有效的人为干预和防治：

1. 加强学习，了解有关防治知识，如运动、营养及烹调方法各方面内容；

2. 避免高脂肪饮食，尽量不吃油炸食品，多食蔬菜，以每日饮食中纤维素含量不少于40克为宜，坚持低盐饮食（每日摄入盐不超过6克）；

3. 增加运动可使血糖降低，同时还是减肥的有效方法，可纠正血脂异常、降低血压，使心肺功能得到锻炼，提高生活质量；

4. 定期随访检测血糖，血压控制在130/80mmHg左右，血脂控制在正常范围的最低限；

5. 对于糖尿病前期患者，必要时可予以药物，如二甲双胍或α糖苷酶抑制剂，可防止或延缓病情发展。

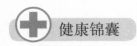

糖尿病患者吃什么

千卡交换份

　　首先需要计算出每个人全天膳食合适的总热量。假设一个人的身高是162厘米，减去105的话，就是57。用57乘以25来计算热量，得出每天膳食总热量大概在1500~1550千卡，是一个可以帮助控制体重的热量。

（身高－105）×25 ＝ 热量（千卡）

　　若年龄超过60岁，体力活动不算多，则全天膳食总热量应控制在1500千卡左右。按照90千卡一个交换份计算，1500千卡相当于17个交换份，具体可以这样安排：

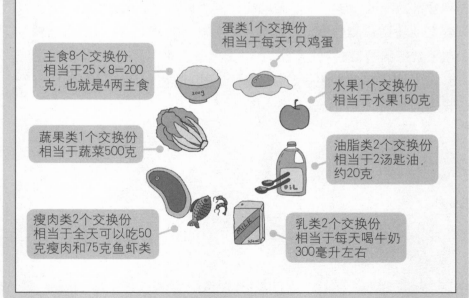

蛋类1个交换份相当于每天1只鸡蛋

主食8个交换份，相当于25×8=200克，也就是4两主食

水果1个交换份相当于水果150克

蔬果类1个交换份相当于蔬菜500克

油脂类2个交换份相当于2汤匙油，约20克

瘦肉类2个交换份相当于全天可以吃50克瘦肉和75克鱼虾类

乳类2个交换份相当于每天喝牛奶300毫升左右

"321" 蔬菜模式

"321" 蔬菜模式的组成是：

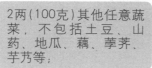

2两(100克)其他任意蔬菜，不包括土豆、山药、地瓜、藕、荸荠、芋芳等；

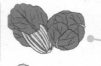

3两(150克)叶菜类，主要为绿叶蔬菜，包括白菜、油菜、卷心菜、菠菜、苋菜、蓬蒿菜等；

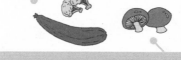

1两(50克)菌藻类食物，包括蘑菇、香菇、金针菇、海带、紫菜、黑木耳等。

"321" 蔬菜模式的内涵是指：

　　中餐或晚餐，应选择3种不同蔬菜，每餐蔬菜摄入量应达300克，全天应摄入6种不同蔬菜，毛重达600克左右。

　　每顿按照"321"模式去选择，全天可以吃500克到600克的蔬菜，也是在推荐的量的范围内的。算下来，全天只有130多千卡热量，这就很低了。而且热量虽低，但膳食纤维很高。

糖尿病健康食谱

全日食谱举例1（总热量1367千卡）

餐次	配料	菜谱	热量(千卡)	营养成分
早餐 7:00	面包75克 鸡脯肉20克 牛奶220毫升	三明治 牛奶一瓶	388	蛋白质： 16.5克
午餐 12:00	大米30克 高粱米35克 荠菜50克 肉丝50克 豆腐100克 草菇50克 青芦笋100克 烹调油半汤匙	杂粮饭 荠菜肉丝豆腐羹 草菇炒青芦笋	556	蛋白质： 24克 脂肪： 14克 碳水化合物： 83.5克 膳食纤维： 10.37克
点心 15:00	银耳15克 枸杞少许	枸杞银耳羹		
晚餐 18:00	大米20克 高粱米35克 虾仁50克 茭白80克 胡萝卜10克 青椒10克 蓬蒿菜150克 烹调油1汤匙	杂粮饭 五彩虾仁 炒蓬蒿菜	423	蛋白质： 8.5克 脂肪： 15.5克 碳水化合物： 64.5克 膳食纤维： 4.74克

（注：正餐营养成分包括餐后点心）

全日食谱举例2（总热量1944千卡）

餐次	配料	菜谱	热量(千卡)	营养成分
早餐 7:00	全麦面包110克 火腿片20克 脱脂牛奶220毫升 咖啡粉10克	全麦面包 火腿片 牛奶咖啡	517	蛋白质： 23克 脂肪： 16.5克 碳水化合物： 69克 膳食纤维： 5.73克
午餐 12:00	大米50克 黑麦仁50克 水发木耳20克 青芦笋100克 鸭片70克 香菇20克 卷心菜150克 烹调油1汤匙	杂粮饭 木耳芦笋炒鸭片 香菇炒卷心菜	721	蛋白质： 26.5克 脂肪： 18.8克 碳水化合物： 111.5克 膳食纤维： 11.58克
点心 15:00	绿豆15克 百合15克	绿豆百合汤		
晚 餐 18:00	菜肉馄饨15只 青菜200克 瘦肉末50克 香干25克 烹调油半汤匙	菜肉馄饨	756	蛋白质： 34克 脂肪： 24.2克 碳水化合物： 105.5克 膳 食 纤 维： 2.74克

对于糖尿病患者来讲，油量应该严格控制。可以先在锅子里边放了点水，水里面再放一小调羹油，然后把蔬菜放进去煮一下，等到它颜色稍微有点变了，马上加调料，放少许盐，等食物煮熟了就立刻盛出来。

低糖、低盐、低脂、高纤维、高维生素，是预防糖尿病的最佳饮食配伍。糖尿病患者要多咀嚼。每一口食物至少要咀嚼10～20次，这样既利于营养的吸收也可降低胃的负担。尤其是中老年人更应该细嚼慢咽，有助于控制吃进去的量。

 健康锦囊

糖尿病患者食用水果的注意事项

推荐选用

每100克中含糖量低于10克的水果，包括青瓜、西瓜、橙子、柚子、柠檬、桃子、李子、杏、枇杷、菠萝、草莓、樱桃等。

此类水果每100克可提供20～40千卡的能量。

慎重选用

每100克中含糖量为11～20克的水果，包括香蕉、石榴、甜瓜、橘子、苹果、梨、荔枝、芒果等。

此类水果每100克可提供50～90千卡的热量。

不宜选用

　　每100克中含糖量高于20克的水果，包括红枣、荔子，特别是干枣、蜜枣、柿饼、葡萄干、杏干、桂圆等干果及果脯，都应禁止食用；含糖量特别高的新鲜水果，如红富士苹果、柿子、莱阳梨、哈密瓜、玫瑰香葡萄、冬枣、黄桃等不宜食用。

　　此类水果每100克提供的热量超过100千卡。

★★☆☆☆ 100克可提供20～40千卡的热量
★★★★☆ 100克可提供50～90千卡的热量
★★★★★ 100克可提供100千卡的热量

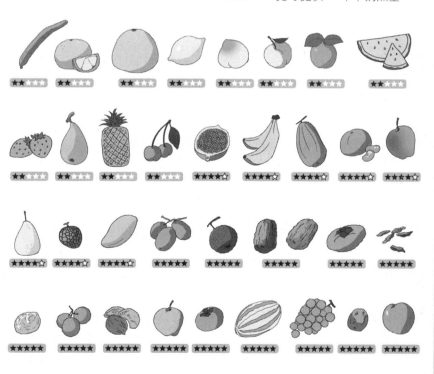

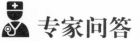 专家问答

1 问：近来手臂和后背皮肤一阵阵发痒，看了几次皮肤科，用了点药稍好些了，但药停了就又痒了，而且痒得越来越厉害。这种情况会是糖尿病吗？（李女士，49岁）

皮肤瘙痒也是糖尿病的一种提示线索。因为血糖轻度升高的时候，会刺激神经末梢，然后就会有皮肤痒的感觉。因此好多糖尿病患者会到皮肤科去看病，尤其是女性朋友，除了身上皮肤痒，还会出现外阴瘙痒，往往会去查妇科病，是不是有滴虫、霉菌等等。检查完以后结果都正常，后来偶然查个血糖，才发现原来是血糖升高了。许多早期患者的确一点其他糖尿病的症状都没有，而这时皮肤瘙痒往往会被忽视，延误了治疗时机。

2 问：手术也能治疗糖尿病吗？哪些人适合做手术？

现在有一种新的治疗方法，即对那些明显肥胖的、经过吃药或者打针都不能够控制血糖的病人，可以通过手术治疗。也就是说做一种胃肠的改道术，让胃的容量缩小一点，减少食物的摄入，吃得少，就能减轻胰岛素的分泌负担，从而达到降低血糖、控制血糖升高的目的。但也有一些副作用，如恶心、呕吐、维生素缺乏等。

3 问：糖尿病肾病患者，哪些食物最好不吃？

最好不吃的食物如：蔗糖、麦芽糖、葡萄糖等糖类以及含这些糖类成分较多的食品；动物性脂肪及含饱和脂肪酸高的食物。应少吃油煎食物及动物内脏类食物。平日菜肴要少油少盐，荤素搭配。减少豆制品的摄入，应优质低蛋白饮食。

第7章

脑卒中

健康头号威胁

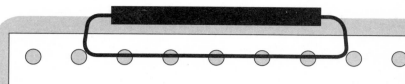

病例 **1**

　　50岁出头的戴先生，在上海某外贸公司工作。2011年元旦后的一个周末，他去看望独居的母亲并喝了点酒，晚上骑车回家后便梳洗睡觉了。第二天上午九点多，家人发现他躺在床边的地上，右侧手脚不能动。家人马上意识到这是脑梗，赶紧拨打"120"求救。经医生抢救，戴先生的命总算保住了，但半边手脚无法动弹、语言表达功能丧失。现在依然住在康复医院，起居饮食全都要依赖他人照料。

病例 **2**

　　2010年夏天，家住杨浦的王老伯和家人一起吃完晚饭后，坐在客厅看电视。过了一会儿，王老伯感到略有不适，便起身去卧室拿药。家人也没当回事儿，突然房间里发出一声响，进去一看，老人已经倒在地上不省人事。家人急忙打"120"电话，等救护人员赶到时已回天乏力，这天离王老伯70岁生日还差3天。据医生诊断，老人死于脑溢血。

■ 我国脑卒中的死亡率居世界第二位

以上两个令人猝不及防的案例，显示出被世界卫生组织认定为危害人类健康的"头号杀手"——心脑血管病的巨大危害。

全世界每年约有1500万人死于心脑血管病，占总死亡人数的3/5。

脑卒中（即我们平时所说的脑中风的学名）因其高死亡率、高发病率、高致残率和高复发率，对人类健康和生命安全造成极大威胁。

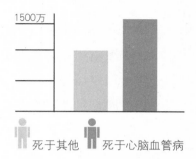

死于其他　死于心脑血管病

在心脑血管疾病中，脑卒中的死亡率和致残率要高于心脏病。按国家来比较，我国脑卒中的死亡率居世界第二位。

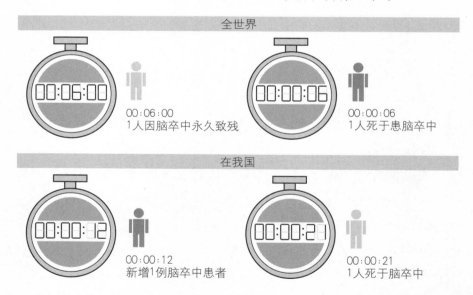

全世界每6个人中有1人可能罹患卒中，每6秒钟就有1人死于卒中，而每6分钟就有1人因卒中而永久致残。而在我国，每12秒就新增1例脑卒中患者，每21秒就有1人死于脑卒中！

中国每年有120万人死于脑卒中，而每年新增脑卒中患者更是达到200万之多。现幸存脑卒中患者700万，其中450万人不同程度地丧失劳动力和生活不能自理，因病致残率高达75%。

据世界卫生组织对我国脑卒中死亡人数的预测，若死亡率保持不变，2030年，我国将有400万人死于脑卒中。若死亡率上升1%，2030年，我国将有600万人死于脑卒中。

■ 以下症状需要警惕

脑卒中又名"脑血管意外"，俗称"中风"，是由于脑部血管突然破裂或因血管阻塞造成血液循环障碍而引起脑组织损害的一种疾病。在医学上，脑卒中可分为出血性脑中风（脑出血或蛛网膜下腔出血）和缺血性脑中风（脑梗死和脑栓塞）两类，因出血引起的脑卒中称为脑溢血，因缺血引起的脑卒中称为脑梗死。据临床统计，脑梗死发病率占所有脑卒中的80%，而脑溢血的死亡率则要大大高于脑梗死。

脑卒中的典型症状

1. 一侧肢体乏力或活动不灵活，走路不稳或突然跌倒。

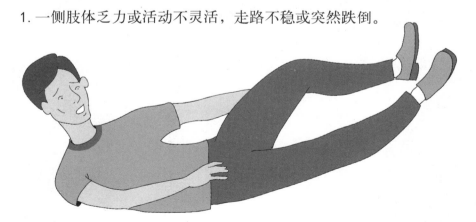

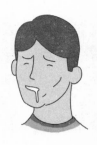

2. 口角流涎：出现嘴角斜流口水或食物从嘴角流出的现象，面部肌肉变形。

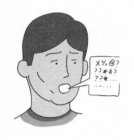

3. 突发的言语不清和或无法交流症状：表现为病人说话不清，吐词困难，或不能理解他人言语，或自己无法表达。

4. 突发的视觉感障碍：表现为看不见左侧或右侧的物体或视觉缺损；也可以表现为单眼突然失明。

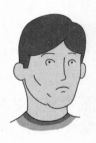

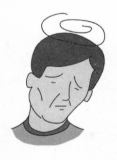

5. 头痛头晕：突然出现剧烈的头痛；头晕，甚至恶心呕吐；或者头痛头晕的形式和感觉与往日不同，程度加重，或由间断变成持续。

6. 意识障碍：表现为神志模糊不清、呼吸不畅、打呼噜，严重的可出现深度昏迷。

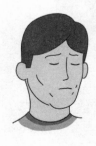

■ 脑卒中的高危人群

脑卒中作为一种极易突发的脑血管疾病，其实并非源自于意外，而是在多种危险因素长期的累积作用下才会突然爆发。通过控制危险因素和保持健康生活方式，75%的脑卒中其实都是可以预防的。

4项主要危险因素

高血压
高血脂
糖尿病
年龄超过50岁

12项一般危险因素

房颤、心脏病	膳食中油脂过多
呼吸睡眠暂停	肥胖
脑卒中家族史	男性
吸烟	牙龈经常出血、牙齿松动或脱落
大量饮酒	缺血性眼病
缺乏运动	突发性耳聋

具有上述危险因素的，为脑卒中潜在的高危人群，应该每年都要做一次颈动脉B超检查，还要做一个脑卒中风险预测评估。

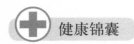
家庭自测高血压的正确方法

测量血压前30分钟，不吸烟、不饮咖啡，测血压前10分钟排空膀胱。

🔍 测量方法

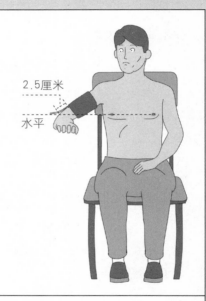

❶ 测量血压之前，安静休息5分钟，然后开始测量。

❷ 测量最好是坐靠背椅，裸露上臂，上臂与心脏（乳头）处在同一水平位置上，双脚着地。

❸ 将袖带紧贴缚在被测者的上臂，袖带的下缘应该在肘弯上2.5厘米处。

❹ 测量血压时不要说话。

2.5厘米

水平

🔍 测量时间

❶ 一般情况下建议每天早晨和晚上测量血压，每次测2～3遍，取平均值。

❷ 血压控制较平稳者，可每天或每周测量血压。

❸ 对初诊断为高血压者或血压不稳定的高血压患者，建议连续家庭测量血压7天，每天早晚各一次，每次测量2～3遍，取后6天的平均值作为参考。

■ 脑卒中早发现

　　了解了脑卒中的严重性和危害性，尽早发现和及时治疗，就显得特别重要，有助于减少因此造成的致残率和死亡率，更有助于提高患者远期生活质量。

一、评估方法

• FAST法 •

Face，看患者有无面部不对称，俗称口角歪斜、口眼歪斜、歪嘴等；

Arm，看患者有无一侧上肢力弱的表现，是否可以双上肢平举；

Speech，看患者是否可以流利、清晰地说话，有无语言功能障碍。

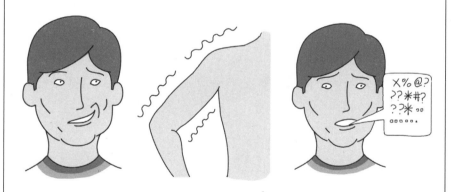

Time to call "120"

　　如果上述三种情况有一种出现的话，抓紧时间拨打"120"电话求救！因为只要符合一种情况，就有72%的可能为急性缺血性脑卒中，若三种情况同时出现，则有85%的可能性。

· 对指试验 ·

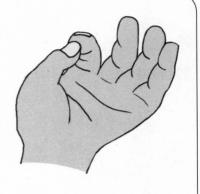

　　用大拇指依次与食指、中指、无名指、小指相对，然后，再反过来依次相对，看其速度与准确率。

　　如果对指试验5秒钟内可以准确地对上10次，那么说明是正常的。反之，达不到这个速度或老是对不准，那就可能有问题了。

· 画钟试验 ·

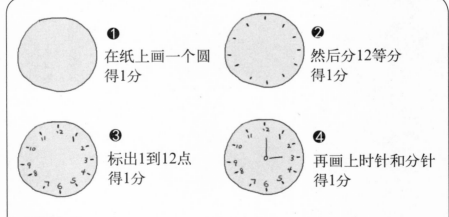

❶ 在纸上画一个圆
得1分

❷ 然后分12等分
得1分

❸ 标出1到12点
得1分

❹ 再画上时针和分针
得1分

测评方法：

　　总分为4分。满分表示大脑协调性良好，如果只能得1～2分的话，则需要到医院去做进一步的检查。

二、筛查手段

脑梗死发病在脑部，但一部分患者的病根却在颈部。颈动脉狭窄、颈动脉斑块是导致脑梗死的主要原因。目前筛查颈动脉狭窄和脑血管的检查手段主要有：

1.颈部血管超声，简单易行，可作为初步检查。

2.头颅影像检查（CT或MR），能够提供脑组织病变状况，也可用于了解脑血管，其准确性和特异性还有待进一步提高。

3.脑血管造影（DSA），是目前国内外诊断脑动脉狭窄最直接准确的手段，用来确定脑动脉有无狭窄及其部位和程度，也可以了解脑血流侧枝循环情况。检查结果对于选择最佳治疗方案有重要作用。

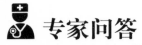 **专家问答**

1 **问：家人或者朋友突发脑卒中应该怎么办？**

参照FAST的评估，如果确定为脑卒中患者，则按以下步骤
处理：

第一步，尽快拨打电话叫急救车。有些人
会叫出租车或者开自家车，这样不好，因为患
者在去医院途中，一旦发生情况，只有120急
救车上才配有专业的救护人员和抢救设备，可
以迅速采取必要的措施。

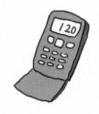

第二步，应该让患者平躺，头肩部稍垫高，头偏向一侧，
以防止痰液或呕吐物回流吸入气管造成窒息。如果患者口鼻中
有呕吐物阻塞，应设法抠出，以保持呼吸道通畅。解开患者的
领口纽扣、领带、裤带、胸罩，如有假牙也需取出。如果患者
是清醒的，要注意安慰患者，缓解其紧张情绪。宜保持镇静，
切勿慌乱，不要悲哭或呼唤患者，避免造成患者的心理压力。
切忌拖拽患者，有很多人觉得地上很凉，因此会误将患者拖到
床上或者沙发上，这样可能会造成更大的危害。

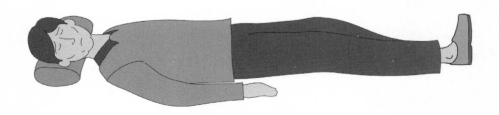

第三步，在等待120救护车来之前，如果家里有血压计的话，可以帮患者测量一下血压，把血压记下来。还要注意不要给患者使用任何药物，特别是一些降压药、强心剂以及其他一些放在舌下含服的药物。因为这样做可能带来两种危险：第一，因为不是医务人员，对药物选择本身就不太专业，可能会出现药物的不良反应；第二，中风的患者有吞咽问题，如果在咽药过程中呛咳，对患者后续的治疗将造成很大的麻烦。

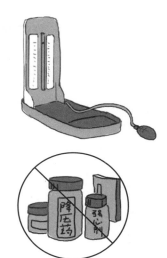

2 问：脑卒中患者的抢救时间是关键，应该控制在几个小时内？

缺血性脑中风最佳治疗时机是发病4.5小时内，所以中风的早期患者、患者家属和医务人员做的事情是在和时间赛跑，争夺多一分钟，就会给患者多一分的生存希望或更好的将来。一般来说，急性缺血性脑梗死3小时内救治，成功率最高。可以进行静脉内溶栓，这也需在抢救脑卒中患者的黄金时间之内，如果超过4.5个小时，但在6小时之内，则可通过动脉内的溶栓，起到控制血栓蔓延面积的作用，降低和减少令患者致残的后遗症。

3 问：做颈动脉手术有危险吗？

就颈动脉在人体部位中的特殊性和重要性而言，这一手术的难度是显而易见的，所以，风险当然也是存在的。目前治疗颈动脉狭窄的手术主要有实施颈动脉血管内膜剥离手术和颈动脉内放置介入支架手术。近年来，随着技术和器材的不断进步，颈动脉血管内膜剥离手术成为颈动脉狭窄患者的首选治疗方案。

4 问：什么情况下脑动脉狭窄需要支架治疗？

对于狭窄率超过70%的严重脑动脉狭窄患者，采用药物治疗疗效欠佳；采用外科手术治疗存在手术禁忌症。可以采用金属支架，通过股动脉插入导管，直达颈部或者颅内，将狭窄的血管管腔撑起，达到改善脑供血、预防脑卒中的目的。脑动脉支架治疗是一种微创的治疗方法，一部分严重脑动脉狭窄的患者可以从支架成形术中明显获益。

第**8**章

乳腺癌

成年女性要关注

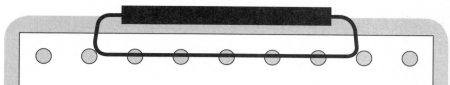

病例

　　高女士是一名成功女性，为了追求事业和完美的爱情，她一直没有嫁人。2008年，她偶尔发现自己一侧乳头有黄水流出，因忙于工作，同时也羞于启齿向人提及此病，她一拖再拖，迟迟未去医院检查治疗。一年后她的一侧乳房严重溃烂，当她再去医院就诊，为时已晚，医生发现高女士乳腺癌的癌细胞已经扩散至全身，3个月后，她离开了人世，年仅52岁。

■ 乳腺癌被列为世界头号女性杀手

　　乳腺癌每年夺取50万女性的生命，并且全球每年还有120万新发病例。在我国，北京、上海、天津等大城市的统计显示，乳腺癌是我国女性最常见的恶性肿瘤，且发病率呈逐年上升的趋势。上海是乳腺癌高发病地区，年龄最大的近80岁，年龄最小的只有16岁。乳腺癌已经成为威胁女性生命健康的目前第一大癌症疾病，被列为"世界头号女性杀手"，因此，国际上已把每年的10月定为国际乳癌防治月。

　　30年前，上海地区乳腺癌的发病率是17.7人/10万，而现在已经超过了77人/10万。

■ 以下症状需要警惕

　　乳腺癌是指乳房腺体上皮细胞的异常过度增生，肿瘤一旦发生，恶性肿瘤的细胞会侵袭并且破坏邻近的组织和器官。

　　乳腺癌如不经治疗，或者给药无效，即转移至身体其他部位并产生新的肿瘤会逐渐侵犯以下一些区域：淋巴系统、肺、骨、肝、脑、胸膜腔，并造成心包渗液、高血钙、脊髓受压症状等。乳腺癌发展可通过以下方式：局部扩展、淋巴管播散、血行播散。

乳腺癌的典型症状：

• 乳房肿块 •

　　是乳腺癌最常见的表现，最多见于乳房的外上象限，其次是乳头、乳晕。

• 乳头改变 •

　　乳头扁平、回缩、凹陷，直至完全缩入乳晕下，看不见乳头。有时整个乳房抬高，两侧乳头不在同一水平面上。乳头糜烂也是乳腺癌的典型症状。乳头瘙痒、脱屑、糜烂、溃疡、结痂等；

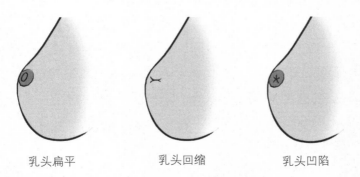

乳头扁平　　　　　乳头回缩　　　　　乳头凹陷

• 乳房皮肤及轮廓改变 •

肿瘤侵犯皮肤，形成"酒窝征"；肿瘤细胞堵塞皮下毛细淋巴管，造成皮肤水肿，形成"桔皮样"改变；炎性乳腺癌会出现乳房明显增大，皮肤充血红肿、局部皮温增高；另外，晚期乳腺癌会出现皮肤破溃形成癌性溃疡。

• 淋巴结肿大 •

同侧腋窝淋巴结肿大，晚期乳腺癌向对侧腋窝淋巴结转移引起肿大；另外有些情况下还可触到同侧和或对侧锁骨上胸骨旁肿大淋巴结。

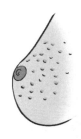

• 乳腺疼痛 •

乳腺疼痛虽可见于多种乳腺疾病，但疼痛并不是乳腺肿瘤的常见症状，不论良性或恶性乳腺肿瘤通常总是无痛的。

• 乳头溢液 •

乳头溢液有生理性和病理性之分。生理性乳头溢液主要见于妊娠和哺乳期女性，病理性乳头溢液是指非生理状态下的乳腺导管泌液。乳头溢液多为良性改变，但对50岁以上，有单侧乳头溢液者应警惕发生乳癌的可能性。

■ 乳腺癌的高危人群

乳腺癌的病因还不明确，据观察和研究，有些因素是乳腺癌的危险因素，有些因素与乳腺癌发病有关。

1. 有乳腺癌家族史，特别是其父母和姐妹曾是乳腺癌患者，发生乳腺癌的可能性比其他人大30%左右；

2. 有卵巢癌家族史的妇女，发生乳腺癌的可能性也比普通人群高；

3. 乳腺癌BRCA1（乳腺癌易感基因）或BRCA2基因突变携带者，该基因突变可导致乳腺癌的发生。研究证实，中国妇女家族性乳腺癌BRCA1基因胚系突变发生率为8%～10%，而具有BRCA1基因胚系突变的妇女发生乳腺癌的风险为60%～80%，风险是普通人群的10倍左右；

4. 少女时受到辐射并长期经常有接触放射线史者（比如少年时因淋巴瘤接受胸部放射治疗的妇女）；

5. 过度肥胖，尤其是绝经后显著肥胖或伴糖尿病者。肥胖者乳癌等癌症的发生率高于非肥胖者3～4倍；

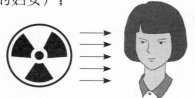

6. 第一次妊娠年龄大于30岁及从未生育过的妇女；

7. 月经初潮年龄早于12岁，发生乳腺癌的危险性比初潮17岁者大2.2倍；绝经期晚于50岁者，比45岁后绝经者患乳腺癌的危险性增加1倍左右；

8. 患某些慢性乳腺疾病，如导管上皮不典型增生、乳头状瘤病；

9. 一侧乳腺癌患者，对侧乳房生癌的机会比正常人高5～7倍；

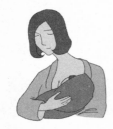

10. 未哺乳：母乳喂养是预防乳腺癌的最佳天然手段之一，哺乳可使生乳癌的危险减少20%～30%。据研究表明，未哺乳的妇女患乳癌的危险性比哺乳妇女大1.5倍以上；

11. 经常服用或使用丰胸饮品和丰胸精油的，因雌激素的缘故，容易诱发乳腺癌。

对于具有上述乳腺癌高危因素的妇女，应该每年进行一次乳腺X线摄影检查以及乳腺超声检查，加强监控，早期发现乳腺癌。

■ 乳腺癌早发现

自我检查要定时，一般选择月经后的一周左右，7～9天。对于绝经后的妇女，可以选择任何一天，但是每个月的这一天要固定下来。

一、自我检查

·看·

站立或坐于镜前，面对镜子仔细观察自己两侧乳腺，包括乳房大小，形态，轮廓，皮肤及颜色有无改变，乳头有无抬高，回缩，溢液等。

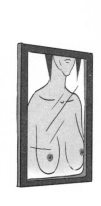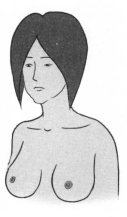

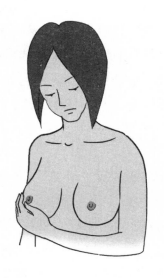

·触·

触诊时手指伸开并拢，用手指指腹侧触摸乳腺，左手查右侧，右手查左侧，可按顺时针方向或逆时针方向触摸，不要遗漏乳头、乳晕及腋窝部位。

·挤·

　　是否有乳头分泌物，量，颜色。乳腺自查应每月1次，应选择在月经来潮后的7~10天，此时乳腺比较松软，无胀痛，容易发现异常，对已停经的妇女可选择每月固定的时间进行自查。每次乳腺自查应与以往自查的情况进行比较，如发现异常应及时去医院就诊，从而达到早期发现、早期诊断的目的。

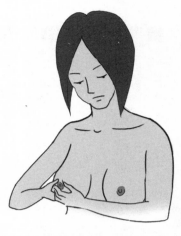

　　由于乳腺自我检查手法不得当的话，容易遗漏病情，所以推荐妇女1~2年进行一次由专科医生操作的乳腺体检，35岁以上的妇女每年进行一次乳腺体检。平时要注意乳房保健，才能早期发现肿瘤和远离乳癌。

二、筛查手段

·乳腺钼靶·

　　是一种经典的检查手段，通过专门的钼靶X线机摄片进行操作。乳腺癌在X线片中病灶表现形式常见有较规则或类圆形肿块、不规则或模糊肿块、毛刺肿块、透亮环肿块四类。另外乳腺钼靶对于细小的钙化敏感度较高，能够早期发现一些特征性钙化。

·乳腺B超·

　　B超扫描能够鉴别乳腺的囊性与实性病变。目前，国际公认乳腺钼靶X线摄像是最有效的乳腺普查手段。但是钼靶X线摄像诊断乳腺疾病的准确性会受乳腺致密程度影响。年轻女性因为腺体致密、纤维组织丰富，常表现为整个乳房呈致密性阴影，缺乏层次对比。因此35岁以下的年轻女性，可将乳房B超当成首选的普查方法。另外，B超扫描对观察腋窝淋巴结方面具有优势。

• 核磁共振动态增强扫描 •

核磁检查是软组织分辨率最高的影像检查手段，较X线和B超有很多优势，如：对多中心性病灶的诊断可靠；敏感性、特异性均达90%以上；致密型乳腺、深方及高位将影响钼靶评价，而核磁共振则不受这些因素的影响；图像可以旋转或进行任意平面的切割，可以清晰显示微小肿瘤；肿瘤微血管分布数据可以提供更多肿瘤功能参数和治疗反应；新辅助化疗后的肿瘤坏死、纤维组织增生等情况，触诊和B超难以真实反映残留肿瘤范围，而核磁共振在这方面具有其他检查方式无可比拟的优势。

 健康锦囊

保持良好生活习惯预防乳腺癌

❶ 洗澡时避免用热水刺激乳房，更不要在热水中长时间浸泡。规律的性生活能促进乳房的血液循环、性激素达到平衡，有利于女性乳房的健康。

❷ 保持适量的运动，运动不仅有助于乳房健美，还能减低乳腺疾病的发病率。一周做4小时运动与不做运动相比，乳腺癌的概率会减低60%。

❸ 保持心情愉快、舒畅，保证睡眠的充足，中医认为，音乐具有通达血脉、振奋精神、防止乳腺疾病的作用。

❹ 每月必做乳房自检，每年必做专业检查。每年体检时，应该做女性专项检查，乳房B超、乳房X线检查及妇科检查等，能及时发现乳腺疾病的早期病灶。

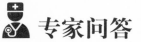**专家问答**

1 问：乳房内的肿块硬的才是乳腺癌，软的就是良性的？

临床上并不会仅从肿块的质地就对肿块进行定性，还需要从其他多个方面比如边界、活动度、大小等方面进行判断。因为不同类型的乳腺癌，它的质地也不一样的，所以，硬的肿块也可能是良性的，而软的肿块也有可能是恶性的。

2 问：我儿子3岁，听说生过孩子并且经过哺乳，就不会患乳腺癌？（韩女士，32岁）

一般来说生过孩子不是说不会患乳腺癌，而是患乳腺癌的几率会比没有生过孩子的降低，没有生育过或生育较晚的女性乳腺癌发病的风险会比较大；流产不算在其中，年轻女性生育并且哺乳可能降低乳腺癌的发病率，但这只是指概率，并不代表生育过就不会得乳腺癌。年龄偏大并且是第一次生育的女性，生育可能还会在一定程度上增加乳腺癌的发病风险。

3 问：听说乳腺肿块疼的就不是乳腺癌，乳腺癌不会疼？

早期乳腺癌一般没有明显症状，不会感觉疼痛，但是如果发展到一定程度，侵犯神经后可能会引起疼痛甚至剧痛，并且某些乳腺癌患者伴有副肿瘤综合征，也可能会有疼痛感觉。

4 问：早期乳腺癌有90%是可以治愈的？

早期的乳腺癌是有可能治愈的，尤其是原位癌的患者，仅手术治疗后的治愈率可以达到90%以上，而早期的浸润性肿瘤，经过以手术为主，术后配合化、放疗的综合治疗也能获得很好的治愈率。

5 问：是不是中年妇女和更年期妇女才需要预防乳腺癌？

虽说乳腺癌的发病高峰年龄在40～60岁，因此很多人都以为乳腺癌是中年以及更年期妇女才会罹患的疾病，其实不然。预防乳腺癌应从14岁开始，从月经初潮开始，女性的乳腺开始发育，且定期受雌激素的刺激，呈现出周期性的增生、复旧。如果这种增生跟复旧失去应有的平衡，乳腺的结构就会产生病理性增生，增加乳腺癌的风险，甚至罹患乳癌。而绝经后的女性，也可因不科学地补充雌激素等因素而使乳腺发生病变。

第**9**章

打鼾

其实是健康大敌

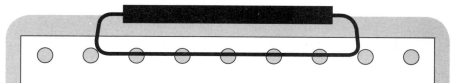

病例

39岁的张先生来自广东，他告诉医生，平时睡觉打呼噜。最近几天晚上，每次刚要睡着的时候，就突然感觉呼吸停止了一下，吓得惊醒过来。平时常常会做噩梦，在快入睡时，蒙蒙眬眬突然双脚踏空，全身颤抖，惊醒时浑身冷汗，心跳加速，大口喘气，感觉透不过气来，呼吸快要停了！"我每天很害怕睡觉，就怕自己睡下去就醒不过来了，我越是害怕就越容易出现胸口被压的感觉，像断气一样被憋醒。"

■ 打鼾是睡眠猝死的原因之一

打呼噜（医学术语为鼾症、打鼾、睡眠呼吸暂停综合征）是一种普遍存在的睡眠现象，大多数人不以为然，还把打呼噜看成睡得香的表现。

其实打呼噜是健康的大敌，严重的打呼噜会伴随呼吸出现反复暂停，形成低血氧症，引起大脑缺血缺氧，诱发高血压、脑中风、心率失常、心肌梗死、心绞痛等。

有数据表明：45～65岁打鼾人群中，患高血压达50%；患脑中风是普通人的6倍；患脑血栓概率达60%以上。

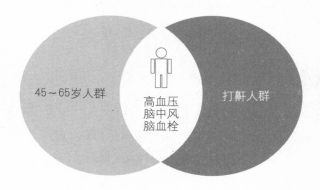

45～65岁人群　高血压脑中风脑血栓　打鼾人群

长期打鼾还容易造成记忆力减退，出现焦虑抑郁和嗜睡等症状。打鼾潜藏凶险，是睡眠猝死的原因之一。

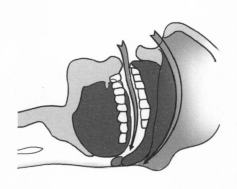

打鼾通俗来讲，就是随着年龄的增长和体重的增加及其他一些原因，造成了上呼吸道软组织松弛下垂，在晚上睡觉时，神经兴奋度下降，促使松弛的咽部软组织更加下垂，阻塞气道，呼吸不畅，当呼吸的气流通过咽部狭窄部位时，产生涡流并引起共鸣腔的振动，就会出现鼾声。

打鼾较轻者（单纯型）不引起明显的缺氧症状。鼾声响度超过60分贝，妨碍上呼吸道气流通过，就会影响家人休息或导致他人烦恼。重者（憋气型）鼾声响度可达80分贝以上并伴有缺氧症状，则为睡眠呼吸暂停综合征（OSAS）。

睡眠呼吸暂停综合征定义：指每晚7小时睡眠中呼吸暂停≥30次，或睡眠呼吸暂停低通气指数≥5次／小时，并伴有嗜睡等症状。

■ 以下症状需要警惕

医院里曾经接诊过一名45岁厨师，身高175厘米，体重接近100公斤，白天经常打瞌睡，血压也非常高。经过检查后诊断有睡眠呼吸暂停问题。厨师很讶异："我的睡眠怎么会有问题呢？我每天晚上一倒下就能睡着，而且睡得很香，老婆说我的呼噜打得可响了。"其实这些恰恰是睡眠呼吸暂停的特点。

呼吸暂停是指入睡时打的呼噜声音很大，而且总是打着打着就不出气了，响亮的鼾声突然中断，患者拼命呼吸但不起作用，完全呼吸不了，过了十几秒甚至几十秒后，才随着一声很大的呼噜声又打起鼾来了。有的人会在几秒甚至几十秒钟后突然憋醒，大声喘息，气道被迫开放，然后继续呼吸。打鼾出现严重的憋气现象，称之为恶性呼噜，医学上叫做睡眠呼吸暂停低通气综合征。

类似的睡眠呼吸暂停在普通人群中的发生率达4%～6%。患有睡眠呼吸暂停的人，睡眠质量是非常差的，白天经常打瞌睡。有些长途车司机开车开着开着也会睡着，引发了交通意外。因此在国外，所有长途车司机都要定期接受睡眠呼吸暂停的测试，通过了才能申领执照。

很多高血压的病人常常到心血管科就诊，有些病人一时找不到原因，就归结为原发性高血压，给予单纯的抗高血压治疗，长期服用抗高血压药物，即使如此，有些病人血压还是不稳定，控制不理想。实际上这些高血压病人的病因都可能与打鼾、呼吸暂停和低通气有关。

目前科学家已证实，睡眠呼吸疾病是造成高血压的重要原因之一。随着睡眠呼吸疾病的治疗，很多人的高血压也可以得到改善，血压可恢复正常，不必再服用抗高血压药物。

认为睡眠中打鼾统统是"睡得香"的表现，是不正确的。如果你一觉醒来，仍觉得昏昏沉沉，白天感到疲劳和容易打瞌睡，那睡眠质量一定有问题。鼾症严重起来是会致命的。如果有下列症状：睡眠时打呼噜；白天嗜睡，看电视或看书时打瞌睡；白天精神差，记忆力减退，工作或学习成绩不好，就更应该考虑睡眠呼吸暂停疾病。

据调查统计，人群中有20%～30%左右的人打鼾，人到中年以后，这个比例还要高。

其中约1/3是单纯的打呼噜，这算不上疾病；约2/3则是"鼾症"的症状。

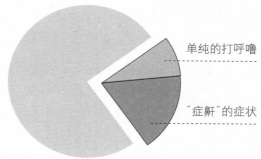

单纯的打呼噜

"鼾症"的症状

人群中有20%～30%左右的人打鼾

■ 呼吸暂停的高危人群

1. 性别：男性得病的机会高于女性2～8倍。

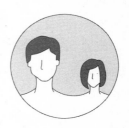

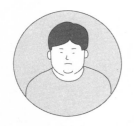

2. 肥胖：大于理想体重120%以上者为易患人群。

3. 扁桃体肥大。

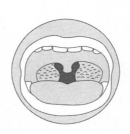

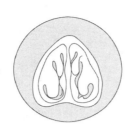

4. 鼻中隔偏弯曲。

5. 下颚后缩或下颚过小。

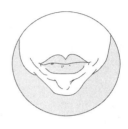

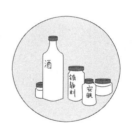

6. 内分泌失调、甲状腺功能低下、肢端肥大症等。

7. 经常饮用酒、用镇定剂及安眠药。

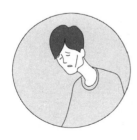

8. 白天嗜睡、夜间失眠、睡眠中异常动作、记忆减退、性功能减退、晨间头痛、高血压、心衰竭、肺高压、慢性支气管炎合并心衰、红细胞增多症等。

■ 呼吸暂停的表现共同点

响亮而不均匀的打鼾声

睡眠过程中出现呼吸停止现象

睡眠时异常动作

白天嗜睡，看电视、开会、坐车、听课时不可抑制地入睡

易疲劳、无力，头脑常昏昏沉沉，睡觉后不解疲乏

肥胖、高血压

晨起口干，头痛，头晕

记忆力减退，学习、工作热情及能力下降

男性性功能减退

夜间遗尿，易怒、脾气暴躁、攻击性强

咽炎久治不愈

不明原因的夜间频繁发作的心律失常

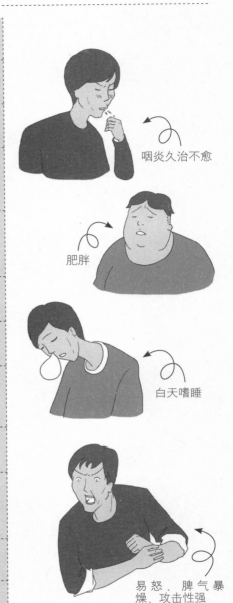

咽炎久治不愈

肥胖

白天嗜睡

易怒、脾气暴燥、攻击性强

如果您或您的家人、朋友出现以上异常的表现时，就应积极就诊检查。呼吸暂停最关键是造成缺氧，如果三分之一的生命时间是在一个低氧状态下度过的，那么就会慢慢地损伤身体各个脏器，主要集中在心脑血管的病变和记忆减退等方面。虽然睡眠呼吸暂停综合征并不像心肌梗死、脑中风等为人们所重视和熟知，但不为人注意的打呼噜所带来的危害却是潜在的、巨大的，它缓慢地危害着人们的身体健康，因此我们不得不提高警惕！

■ 睡眠呼吸暂停早监测

打呼噜主要是鼻部疾病和咽喉疾病引起的，必须对这两个地方进行检查。检查项目主要为：鼻内窥镜检查和睡眠呼吸监测，少部分因鼻窦炎得病的患者需要进行鼻部CT检查。

目前多导睡眠图是诊断鼾症的"金标准"，具有其他检查方法不可替代的作用。

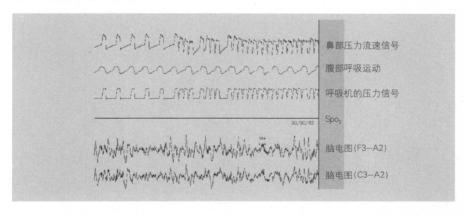

通过安置在打鼾者身上的各种传感器和电极，多导睡眠仪可以记录出打鼾者睡眠中的脑电图、心电图、口鼻气流、血氧饱和度、鼾声、体位、眼球运动、胸腹呼吸运动、肢体运动等多项参数的图形，这些记录为多导睡眠图。

多导睡眠图可以分析打鼾者的睡眠情况（区分睡眠和醒觉，判断睡眠的深浅）、呼吸情况和心脏状况，作出是否存在鼾症和缺氧的确切诊断；根据呼吸暂停指标，可以判断呼吸暂停的类型，如阻塞性、中枢性和混合性；还可以判定是单纯性打呼噜还是鼾症，并评定鼾症的严重程度。

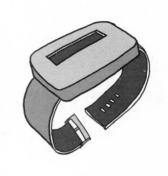

另外，还有一种是便携式睡眠呼吸监测仪器，可充电，像手表一样戴在手腕上。用之前充电3～4个小时，晚上可监测大约7小时睡眠过程。带着睡觉没有不适的感觉。仪器上带有显示屏，引出三条监测线，两个手指上分别套上两个环，胸口贴一块芯片胶布，主要是监测睡眠打鼾的。

医生指导后，就能在家做监测。第二天交到医院，医生通过数据分析，再给你专业诊断。

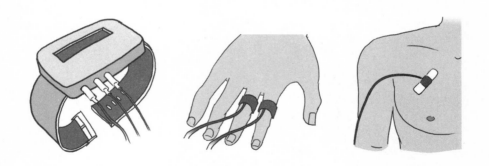

大家千万别把打鼾不当回事，如果经睡眠监测，证实打鼾已经影响了身体健康，就应该到医院接受治疗。长期不治疗打鼾，每小时呼吸暂停大于15次，死亡率为11%～14%，建议患者及家属要及早到医院诊治，以免错过最佳的治疗时间。

鼾症治疗

· 非手术治疗 ·

就是在睡觉时戴上一个无创呼吸机，原理是给患者提供一个持续气道正压，整个吸气和呼气过程中让气道维持一个正压的作用。可以保持气道通畅，帮助病人解决缺氧问题。部分患者需终身使用无创呼吸机，可有效改善睡眠呼吸暂停带来的危害。但或多或少对生活质量有影响。

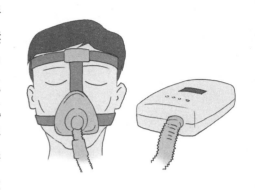

· 手术治疗 ·

有外因气道解剖性阻塞的患者，可选择手术治疗。目前临床上采用的"三镜合璧"的微创手术技术可以有效治疗鼾症。在纤维喉镜、鼻内窥镜、手术显微镜"三镜"的帮助下，进行呼吸道消炎、消肿和颌咽成形微创手术。这种手术治疗打鼾的成功率较以前有大幅提高。与传统手术方法相比，这项技术主要是采用低温治疗，直接作用于黏膜下软组织，对黏膜没有破坏和损伤，术后恢复快效果好。

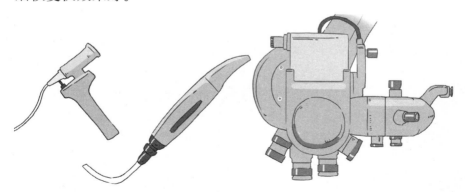

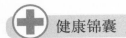
适宜的枕头高度

枕头的高低要根据自己颈椎的弧度来测量。一般高度以仰卧时颈部弧度处可以放入一个拳头，高15～20厘米左右，侧睡时高度为20～25厘米为宜。这样高度的枕头有利颈椎的舒适度，能够提高睡眠质量。

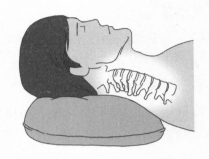

与成年人相比，少年儿童的枕高度以平躺时高一个小拳头，侧睡时高一拳半为合适。枕头过高或过低，对生长期儿童的颈椎和睡眠都不利。

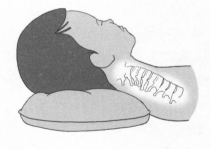

在硬度和弹性的选择上，要注重枕芯的质量，材质要具备良好的支撑度和弹性回复力，这样的枕芯能保护颈椎不受损伤。如果使用过硬的枕头，头部与枕头接触面积过少，颈椎压力很大，睡眠时会感到不舒服。而过软的枕头难以保持枕头原有的高度，导致头部与枕头接触面积太大，头部和椎体失重，造成压迫，以致影响血液循环。

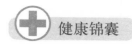

核桃芝麻小米粥

先把100克小米煮成粥，在快起锅之前，花5分钟左右时间，把30克核桃和30克芝麻磨成粉，一起倒入小米粥里拌匀即可。

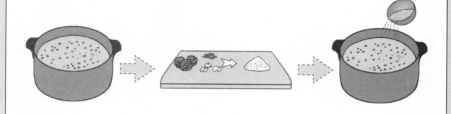

核桃里有丰富的褪黑素，褪黑素具有镇静、诱导睡眠的作用。芝麻有安神、补脑、乌发的功能。在所有的谷物中，小米的色氨素含量是最高的，色氨素被人体吸收后，可以形成一个五羟色胺，是一种重要的神经递质——内源性活性物质。该物质与人类的一系列行为问题有关，同时也与性格和情感障碍有关，在脑内可参与多种生理功能及病理状态调节，如睡眠、饮食、体温、精神性疾病调节等。神经衰弱、失眠多梦、焦虑健忘的人应该多喝点核桃芝麻小米粥。同时建议产妇也可多喝些小米粥，对健脑有帮助。

长期喝核桃芝麻小米粥，会不会发胖，里面的热量高不高呢？根据计算，100克小米、30克黑芝麻加30克核桃仁，一共是706千卡的热量，按照我们每人每天可摄入2000～2200千卡，这个粥能够帮助提高睡眠质量，也是低热量的保健粥。

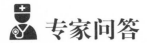

专家问答

1 问：经常出差，同事最不能容忍的就是我睡觉时鼾声如雷。想通过药物来治疗这个毛病，请问有这方面的药物吗？（刘先生，45岁）

到目前为止，临床研究结果表明，药物治疗睡眠呼吸暂停的疗效十分有限，可以说几乎没有。打鼾的问题关键部位在咽部，所以目前没有特效药物来治疗这个毛病，建议全面检测，确定打鼾原因，针对病因治疗。

2 问：本人晚上睡觉老是打呼噜，吵得老婆孩子睡不着觉，但是我自己倒是没有感觉，打呼噜怎么治？

首先应去医院就诊，确定病情及查明病因后对症治疗。可以根据不同的情况采取不同的方式。一般症状比较轻的打呼噜，比较胖的人可以采取：

❶ 减肥：包括饮食控制，加强运动。只有减肥控制体重，才能最彻底地解决气道压迫问题；

❷ 睡眠体位改变：侧位睡眠，抬高床头，可以打开气道，减轻呼噜；

❸ 戒烟戒酒，避免服用镇静剂。因为打呼噜造成白天精神不好，晚上憋气会被憋醒，不能再用安眠药。症状比较严重的人，建议戴呼吸机治疗或微创手术治疗等。

第**10**章

"不通"
是万病之源

病例

　　一位21岁的女大学生，因为突发子宫大出血，并伴鼻腔流血不止，造成了重度贫血，血色素（医学称血红蛋白）最低只有3.2g/L（正常范围成年人不低于120g/L），出现了失血性休克。送到医院进行抢救输血后，才挽回一条年轻的生命。然而造成她子宫出血的幕后推手竟然是——她的母亲。

　　在女孩大出血之前，好心的妈妈担心女儿读书太辛苦太劳累，学校里的饭菜不对胃口，每周回到家里，总要给身体虚弱的女儿补这吃那，红枣炖雪蛤、桂圆羊肉煲、虫草乌骨鸡、鹿茸人参汤等等，只要想得到的，都变换着做给女儿吃，甚至大量"上火"的食物也吃个不停。结果适得其反，"补"得血热妄行，流血不止，还差点搭上一条年轻的生命。

　　专家告诉我们，滋补品如果不对其症，那就如同毒药一样能够杀人于无形。饮食和用药一样，都存在寒凉温燥之性，再有营养的东西，如果过量食用或食之不当，都会对人造成严重的危害。

　　另外，不少产妇及家属存在着一个误区，认为产妇生好小孩后身体虚弱，服点人参会有好处。其实进补是因人而异的，吃得不科学反而让身体遭受重创。通常来讲，患有高血压或妊娠期高血压的产妇是不能服用人参的，服了会进一步加重血压的升高，有的还会出现体重增加、身体困顿、反应迟钝、头重脚轻等不良症状。舌苔黄厚的产妇更不能服用人参，吃了后会引起食欲不振、腹部胀满、便秘等严重问题。因此，在不该用人参的时候用，人参就是一帖"毒药"。盲目进补只会火上浇油。

■ 健康大通关

　　那么哪些人可以进补？哪些人不能补？哪些人进补前应该先用开路方（中医师开正式膏方前开出的择路方、试验方）来调理一下，也就是说先要打通全身的五官七窍，才能够合理科学地进行调补？

第一通——打通"五官七窍"

　　"五官七窍"主要是指面部的七个孔窍，即二眼、二耳、鼻、口、舌。人体的五脏精气分别通达于七窍，如果五脏有病，往往能从七窍的变化中反映出来。在人们印象中，提到"七窍"最容易想到的词就是"七窍流血"。那么，七窍到底有多重要呢？

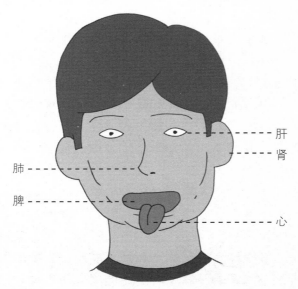

肝
肾
肺
脾
心

　　《内经》提出，五脏为"心、肝、脾、肺、肾"。心开窍于舌、肝开窍于目、脾开窍于口、肺开窍于鼻、肾开窍于耳及二阴。也就是说，通过观察五官有无异常情况，能了解心、肝、脾、肺、肾可能存在的病变。

• 五官之1　心开窍于舌 •

"心气通于舌，心和，则舌能知五味矣。"也就是说，心气足，能够保证舌辨五味，舌头转动灵活、说话流利顺畅，这都是心神健旺的表现。通常来说，舌色红润，即表示心之气血充足。

心主血脉，舌头上血管最为丰富。如果心阳不足，则舌头胖嫩或紫暗；心阴不足，则舌红绛；心血虚，则舌暗淡；心火上炎，则舌红烂、生疮、疼痛；心血淤阻，则舌紫暗或有淤斑。

• 五官之2　肝开窍于目 •

"肝气通于目，肝和，则目能辨五色矣。"说明肝脏的精气通于目窍，视力的强弱和肝是有直接关系的。中医讲，肝藏血，而血又是眼睛活动最直接的物质基础，所以肝血的盛衰会直接影响到视力功能。若肝血不足，就会两眼昏花、视物不明，出现夜盲症等问题；若肝火旺盛，可见眼睛充血，红肿疼痛；若肝阴虚，可致眼睛模糊、干涩，也可出现眼珠不灵活、斜视等；若肝气郁结过久，则能导致口苦目眩。

• 五官之3　脾开窍于口 •

"脾气通于口，脾和，则口能知五味矣。"说明饮食、食欲、口味等与脾的运化功能有关，脾与口之间在生理、病理上息息相关。这种联系主要表现在：其一，口腔是消化道的最上端，舌、咽、唾液腺等器官与脾胃相互联系，共同完成对饮食物的受纳、消化、吸收；其二，在经络联系上，脾胃通过经脉与舌相联，脾气通，则口知五味。脾病，则口干不能食、不知五味，口与脾的关系非常密切，可见口唇之变化对于脾病的临床诊断具有一定的参考价值。

此外，饮食口味及食欲也与脾的运化功能有密切关系。如经常感到口淡无味、唇淡无泽，多为脾气亏虚、气血不足的表现；

口中黏腻，吃东西不香，或嘴里发甜，多为脾胃湿热；若口中泛酸，则为肝脾不和；若唇红肿、口疮糜烂而疼痛，多为脾热或脾火所致。

· 五官之4　肺开窍于鼻 ·

"肺气通于鼻，肺和，则鼻能知香臭矣。"肺主呼吸，鼻为呼吸出入的门户，所以说，鼻子要想发挥正常的通气和嗅觉功能，就必须依赖肺气调和及呼吸畅通。其实，"肺主气"的功能除了会影响呼吸外，还供给鼻子营养、保证鼻子通畅、预防鼻子疾病等作用。

临床上，肺的某些疾病表现也常反映在鼻子上。如外感风寒影响到肺，就会鼻塞流涕、影响嗅觉；肺有燥热，则鼻孔干涩发烫。反之，如果鼻子出现以上异常变化，即可推断肺脏有病变出现。

· 五官之5　肾开窍于耳 ·

"肾气通于耳，肾和，则能闻五音矣。"传统医学认为，肾主骨，骨生髓，也就是说，肾气足的人，就会听力好。若肾精亏虚的人，则脑髓不足，容易出现头晕、耳鸣、听力下降等症状；肾阴虚的人，还会经常出现耳如蝉鸣的现象。

另外，老年人出现的听力减退、耳聋失聪等衰老表现，也与肾气较弱关系密切。所以听力较差的人，可以考虑是不是要补补肾。

要提醒的是，尽管五脏与七窍密切相关，但临床诊断还需要医生结合其他影像学方面的检查综合判断。

小常识：怎样看舌苔

不同颜色的舌头，代表着身体出现不同的问题。身体的某些器官为我们的健康充当着哨兵的角色，一旦身体不适，它们就会预先发出警报，通知躯体做好预防准备。这时，如果我们对这些警报毫无察觉或漠不关心，那么我们就将面临病痛的折磨。

舌苔是一个中医术语，即正常人的舌头上都会有一层薄、白、润的苔状物，叫舌苔，它由脱落的角化上皮、唾液、细菌、食物碎屑及渗出的白血细胞等组成。舌苔是中医用于借鉴诊断的重要参照物。

在正常情况下，由于咀嚼和吞咽动作，以及唾液、饮食的冲洗，经常不断地清除掉舌表面的物质，舌苔仅为薄薄的一层；而当患病时，进食少或只进软食，使咀嚼的动作减少或唾液分泌减少，舌苔就会逐渐变厚。

1.舌苔薄白而润为正常人的舌苔；

2.舌苔厚的人可能患有消化系统和呼吸系统疾病；

3.舌苔黄而厚，表明体内可能有湿热，或者消化道和呼吸道有炎症，如果咳嗽还表明肺部可能有炎症；

4.舌苔厚腻的人可能体内有寒湿；同时，阴虚患者以及有慢性疾病的人，比如肿瘤、结核病患者，可能表现为没有舌苔；

5.舌苔暗红或有淤斑，表明气血不足，可能有心脑血管方面的疾病，老年人更需要考虑是否血黏度高或血脂高；

6.舌苔淡的人要检查自己是否有贫血、营养不良、气虚和慢性疾病；

7.舌头两侧有牙印的，可能是脾虚，如果同时还伴有黄色，表明有湿热，伴有白色则可能是寒湿；

8.舌头疼痛提示可能患有口腔炎症和溃疡；如果老年人舌头发麻，应考虑是否血黏度过高，有血管堵塞。

总之，如果发现舌苔异样，要及时到正规医院确诊，千万别自己下结论或用药。尤其是想要进补的人，先让医生看看舌苔，把把脉就显得尤为重要了。

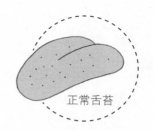

正常舌苔

第二通——大便通

人体新陈代谢、排毒很重要的一个方面，那就是大便要通畅。很多人有便秘，或者大便干燥，这就是体内不通的表现，也代表这个人火太旺，需要泄掉一点。

便秘，是指排便次数明显减少，每2～3天或更长时间排一次，没有规律，大便干硬，排便困难，这属于病理现象。有些人虽然数天才排便一次，但没有不适感，一年四季如此，这种就属于正常情况。

• 改善便秘小秘诀 •

1. 进行适当的体育锻炼，比如仰卧起坐，骑自行车等，都能加强腹部的运动，促进胃肠蠕动。

2. 每晚睡前按摩腹部，养成定时排便好习惯。

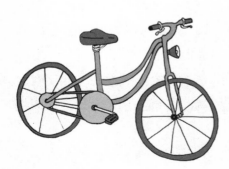

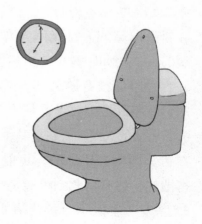

3. 饮食中必须有适量的纤维素。

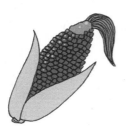

4. 每天要吃一定量的蔬菜与水果，早晚空腹吃一个苹果或每餐前吃香蕉1~2个。

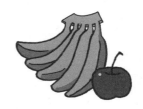

5. 主食不要过于精细，要适当吃些粗粮，少吃辛辣刺激的食物。

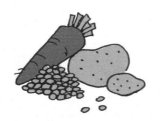

6. 晨起空腹饮一杯淡盐水或蜂蜜水，多喝白开水，配合进行腹部按摩100次，加强肠胃蠕动，增强通便作用，帮助润肠通便。

小贴士

白萝卜

　　白萝卜可以下气消食，除痰润肺，解毒生津，利尿通便。煮熟后吃，对于肺痿肺热吐血、气胀食滞、食不消化、痰多痰湿、口干舌渴、大便不畅的人来说是非常有帮助的。中医说人体有寒热、虚实之分，虚者补之，实者泄之，不通就应该先泄掉。现在的人吃的大都是高脂肪、高蛋白的食物，岁末年初应酬多更不用说了，所以该多吃点白萝卜消食利气。

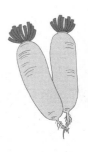

第三通——小便通

排尿困难，尿痛、尿频、尿急都是小便不通的表现。小便不通有很多原因，例如肾虚、膀胱湿热、外伤等，一定要对症下药。

很多男性的老年朋友患有前列腺肥大、前列腺炎，就会有小便不畅之感。有时候中年人、年轻人，还有女性，都有这种情况出现。另外，小便太频繁，小便时尿痛、尿急，有不舒服的症状，都属于"不通"的范围。

我们可以注意看颜色，如果小便的时候觉得热热的，尿液颜色很深像茶叶水或比较浑浊，说明内火太旺或淋巴系统有问题。

还有的人比如说发高热，就会明显感觉到小便少了，出汗多了。小便少了，也就意味着降体温的通路减少了，所以我们要求发高热的人尽量多补水。

小贴士

多喝萝梨汤

用一个生梨加500克左右的白萝卜煮水喝（可放少许蜂蜜），喝了能够让小便通畅。肾脏和膀胱是人体排毒利尿的重要通道，一定要畅通无阻。

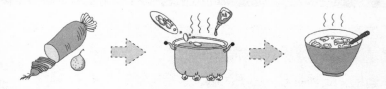

第四通——血脉通

血脂高、血糖高会造成血液黏稠，流动缓慢。脑血栓、脑中风大多是因为这个原因而引起的。

其实血脉不通包括两个方面：一个是血液稠厚了，比如血糖高、血黏度高、血脂高，中医称之为"瘀血"，说明血太黏稠，流动很慢；第二个是脉痉挛，或者是"瘀血"堵塞了某一段，那就造成血脉不通。这两个原因都会引起血管产生很严重的"梗"，甚至致人死亡。

所以血脉通畅很重要，尤其到了冬天，屋里暖和屋外寒冷，一出门，血管就会出现热胀冷缩的反应，如果本身血黏度很高的话，那么血管一收缩，血液就通不过了；如果血管哪个地方再有一个薄弱环节的话，血管收缩，血压升高，导致血管破裂就出人命了。

小贴士

食补血脉通

一到冬天，很多女孩子手脚冰冷，这是血脉不通。因为心脏这个发动机泵出的血液到不了人体四肢的末梢血管，尤其到了冬天，手脚特别容易发冷，要靠热水袋过日子，对于这样怕冷的人，可以服用桂圆和高丽参。

桂圆5～10颗，适当加一点黄酒蒸煮服用。桂圆可以提升阳气，黄酒具有温通血脉的功效，所以手脚冰冷的人，在大冷天可以每天吃5～10颗桂圆。但不能多吃，多吃会出现内热症状。

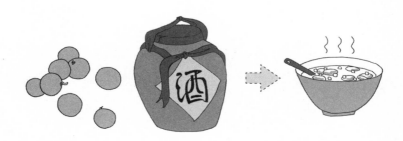

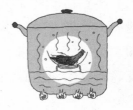

高丽参，每天3～6克，隔水蒸，早上空腹服下。高丽参在人参当中属于比较温和的一种，手脚冰凉的人，可以从冬至开始服用，到开春结束。

另外，有些人虽然也是手脚冰冷，却是内热体质，像阿胶、鹿茸、藏红花等滋补品不宜多吃。这些补品的确可以起到活血化瘀的作用，但因为都属于热性食物，热性体质的人再吃那么热的东西，很有可能导致流鼻血。

第五通——经络通

经络是人体的整个交通大动脉。很多人可能不知道经络，但知道有任督二脉，任脉和督脉就是人体很重要的两条脉络。人体五脏六腑的精气，都要通过经络系统才能运行到全身。哪个地方不通出问题了，就会表现出来。

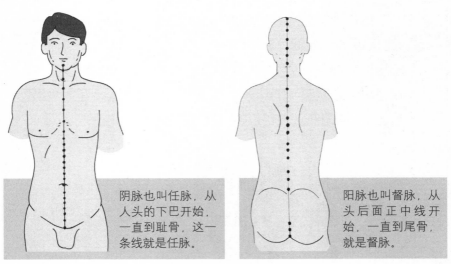

阴脉也叫任脉，从人头的下巴开始，一直到耻骨，这一条线就是任脉。

阳脉也叫督脉，从头后面正中线开始，一直到尾骨，就是督脉。

任督二脉就像太阳和月亮，一半是阴脉，一半是阳脉。人体的阴阳是和谐的。前胸是阴脉，后背是阳脉（因为人是从爬行动物进化过来的，爬行时背朝着太阳，为阳脉）。

两条线都在正中线，要打通任督二脉，不是一二个穴位，而是两条线。

中医认为人体里的经络、穴位都有阴阳之分。从头顶到脚底，从任脉到督脉，每天用手各按压主要穴位10分钟，不受时间、地点限制，能够起到保健养生的作用。也就是说，想要进补调理，必须先打通全身的五官七窍和经络经脉，才能够合理科学有效地进行进补。

 健康锦囊

不求人，自己动手解病痛

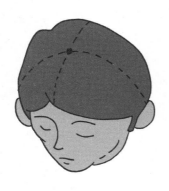

第一个穴位

叫"百会穴"，这也是很多武侠高手会点到的穴位。

这穴位很好认，它就在头顶的正中，就在两个耳间，一条垂线上去，正好是头颅正当中，是人身体最顶上的那个位置。这个穴位是朝着太阳的，是阳脉穴位。

平时如果疲劳了，眼睛很酸，或者偶有头痛，在百会穴用点力按一按，会起到抗疲劳、清醒大脑和减轻头痛的作用。

建议每天用梳子梳头，顺便按摩百会穴，这是一举两得的养生好方法。

第二个穴位

叫"劳宫穴"，这个穴位在手掌中间，把手掌握起来，就是凹进去最深的正中一个点，属于阴脉穴位。

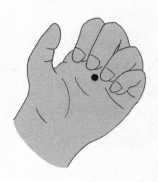

如果说经常有胸闷，心脏不舒服的，平时用拇指点着这个穴位，对心脏有好处。很多会养生的人，双手捏个球、核桃、橡皮圈不断用力捏动，会有酸酸胀胀的感觉。按摩劳宫穴，呵护心脏。

第三个穴位

叫"内关穴"，在手腕上。用自己的手指比一下，三指宽就可以了。

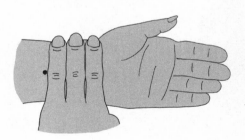

这个穴位是管什么的呢？比如突然觉得恶心，泛酸水，胃部不舒服，隐隐作痛，就用大拇指，用力按内关穴。第一对肠胃好，第二对心脏也有帮助。

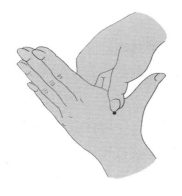

第四个穴位

叫"合谷穴"，这个穴位也称作是"随身小药囊"，优点是操作按摩方便。

合谷穴的用处很大，用中医的术语说：面，口，合谷收。就是整个脸部的情况和口腔的情况，都可以在合谷穴位上找到。

最常见的，比如说牙疼、三叉神经痛，这是个主要的穴位，用大拇指按着会有酸麻感，有病时会更加明显，这就是反射出来的感觉。

建议孕妇不要随便按此穴位。

第五个穴位

叫"曲池穴"，在胳膊肘，把手自然弯曲过来就能找到。肘关节这一条横纹的尽头就是曲池穴。

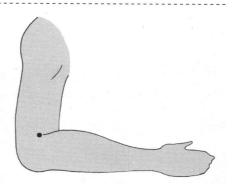

有高血压的病人，按了以后可以起到降低血压的作用。中国心血管病人大约有2.3亿，其中高血压占2亿左右。在这些人当中，导致脑卒中的有700多万，建议有高血压的人，每天按一按曲池穴，可以减轻症状或者让病程进展慢一点。

专家问答

1 问：近几个月来常常口干舌红，口腔溃疡，牙龈出血，最明显的是嘴唇鲜红发烫，吃了很多降火的东西，不见效果，请问这是什么毛病？（张小姐，29岁）

唇红齿白是有限度的，如果你的双唇过于鲜红，并出现口腔溃疡、牙龈出血等症状，可能是你正被红色代表的"热症"困扰。中医将热症分为"实热"和"虚热"两种。"虚热"是由体内水分减少引起的，当体温上升，身体调节功能减弱，两颊和唇、舌才会局部变红变干。

建议多吃新鲜水果、喝大量的水，能帮助你化解体内过剩的热量，让唇色恢复正常。另外多吃白萝卜，可以下气消火，除痰润肺，解毒生津，利大小便。煮熟后吃，对有脾热肝火、口干舌燥的人来说是非常有帮助的。

2 问：看到市场上芝麻核桃仁生意火得不得了，我每年都要买很多分给家里的大大小小老老少少吃，说吃核桃补脑子，请问是否适合每个人吃？（李女士，48岁）

进补要因人而异，人人都在买，并不等于人人适合吃。因为芝麻核桃都是比较油腻的，患有胃窦炎、胆石症、浅表性胃炎的人就不适合吃，吃了芝麻核桃仁，会引起泛酸，腹部胀气，增加消化道的负担。经常尿路感染、湿热严重的人，吃了以后反而会导致肝火旺盛。

建议有胃病和火气大的人，如果吃核桃的话，可以用盐水炒一炒，每天吃3～6瓣就行。每个人都要了解自己的身体状况，有选择性地进行进补。

附　录

附录1

健康体检

★ 常规体检项目

体检项目		检查内容及意义
常规检查	血压、身高、体重	诊断有无肥胖或消瘦、血压有无异常。有助于临床专家分析问题和建议。
血常规18项	白细胞、红细胞、血红蛋白、红细胞压积、血小板、红细胞平均体积、红细胞平均血红蛋白含量、红细胞平均血红蛋白浓度、红细胞体积分布宽度、红细胞体积分布宽度、大血小板比率、平均血小板体积、血小板体积分布宽度、中性粒细胞百分比、淋巴细胞百分比、中间细胞百分比、中性粒细胞绝对值、淋巴细胞绝对值	许多全身性疾病可以从该检查中发现早期迹象。例如，感染性疾病会使白细胞的数值和分类发生变化；血小板减少导致出血性疾患，而贫血时表现为红细胞、血红蛋白及红细胞压积偏低。

尿常规10项	颜色、比重、酸碱度、尿糖、尿蛋白、尿胆素、尿胆原、胆红素、隐血、亚硝酸盐、尿沉渣检查、尿白细胞红细胞	主要检查尿糖、尿酮体、尿蛋白，其中尿糖对糖尿病可以起到检测的作用。尿白细胞对尿路感染起到诊断作用。红细胞对血尿起到诊断作用。
肾功能3项	尿素氮 (BUN)	筛查肾小球肾炎；肾盂肾炎；肾局部缺血；尿毒症等等。
	肌肝 (CR)	筛查肾小球肾炎；肾功能不全；心力衰竭；高血压；脱水；痛风等。
	尿酸 (UA)	Lesch-Nyhan综合征(是一种罕见的嘌呤代谢遗传病)；高脂血症；肾病；痛风等。
血糖	空腹血糖	筛查糖尿病。
内科	心、肺听诊，腹部触诊	主要检查心、肺、肝、脾、神经系统等。
外科	浅表淋巴结，甲状腺、乳房、脊柱、四肢、外生殖器、前列腺、肛肠指检、皮肤等	主要检查皮肤、脊柱、四肢、甲状腺、乳房、肛门、外生殖器等。

妇科检查 （有性生活或已婚女性）	白带常规	用于各种妇科炎症、感染的诊断和鉴别。
	妇科基础检查	对外阴、内阴和子宫和附件是否发生病变作检查。
	宫颈涂片	是检查宫颈癌的主要方法和手段。
心电图	心电图12导联	诊断心律失常、心肌缺血和其他非循环系统疾病，如低血钾和甲亢。
血脂检查	总胆固醇 （CHOL）	血脂高且长期不治疗有导致冠心病、脑中风、高血压、肾病、糖尿病、脂肪肝的危险。
	甘油三脂 （TG）	血脂的含量可随膳食的改变而改变，并随年龄的增长而上升。
肝功能检查	谷丙转氨酶 （ALT）	主要诊断肝脏的损伤程度。主要诊断各种肝病，肝功能不全，肝脏的损害。
	谷草转氨酶 （GOT）	主要诊断活动性肝炎，肝功能不全，肝脏损害等
眼科	眼科常规	视力、色盲和外眼检查，筛查有无慢性结膜炎、急性结膜炎、沙眼等疾病。

耳鼻喉科	外耳道、鼓膜、鼻腔、鼻中隔、扁桃体、咽部	对外耳道、鼓膜、鼻腔、咽部、喉部、扁桃体进行检查。
B超检查	腹部B超（肝、胆、脾、肾、胰）	腹部B超对脂肪肝、肝囊肿、肝肿物、胆结石、胆囊息肉、胆囊炎、胆囊肿物、脾脏病变、肾结石、肾肿瘤、肾囊肿、肾积水、输尿管结石、胰腺炎及胰腺肿物等有明确的诊断意义。
X线检查	胸部透视	主要查看胸壁、胸廓、肺部、纵隔有无异常，如肺炎、肺部肿物等。

★ 呼气检测幽门螺杆菌

一、哪些人应该做幽门螺杆菌（HP）检测

腹胀、腹痛、口臭、恶心、干呕、打嗝、胃肠疾病反复发作、家里有人传染上幽门螺杆菌、应酬比较多的人。

二、呼气检测的优点

1. **简便快速**：只要吹口气^{13}C幽门螺杆菌检测技术在较短时间内便可快速准确检测出是否有幽门螺杆菌，免除以往X线钡餐、插管的痛苦。

2. **无创检测**：体外检测HP，具有无创伤、无副作用等突出优点。该技术令众多高血压、心脏病、对传统胃肠镜恐惧的患者避免了做胃肠镜的不适感；

3. **辐射性**：幽门螺杆菌检测技术所采用的^{13}C元素稳定，无放射性、无辐射，对人体不产生任何影响；

4. **范围更广**：不仅适合成年人、高血压、心脏病患者，也适合孕妇、乳母和婴幼儿的使用，并可在短期内多次检查。

三、呼气检测流程

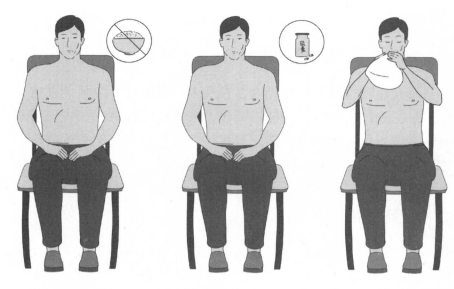

1. 检查前要求空腹；

2. 到医院后口服尿素一粒，服完后不要说话，不要走动，静坐30分钟；

3. 吹气到收集袋，前后两袋收集的气体送入仪器检测，约10分钟出检查报告。

★ 电子胃肠镜检查

一、哪些人应该做胃肠镜检查

浅表性胃炎、萎缩性胃炎、胃及十二指肠溃疡、反流性食管炎、胃肠神经官能症、功能性消化不良、神经性呕吐、大便带血明显消瘦、急慢性肠炎等消化道疾病。另有肿瘤家族史的高危人群，年龄50岁以上等，建议做胃肠镜检查。

二、胃肠镜检查方法

胃肠镜分无痛和普通胃肠镜，无痛胃肠镜改变了过去眼泪鼻涕一大把的历史，让所有被检查者在安全、舒服、无痛苦、无恐惧状态下接受胃肠镜的检查，也让更多人愿意接受，为疾病的早期诊断提供了有利的依据。

无痛胃肠镜检查，由麻醉医生用一种新型麻醉药物，让患者在短暂的睡眠状态下安全地进行胃肠镜检查，患者没有任何不适的感觉及不良后遗症，检查完毕很快就能苏醒。减少了因痛苦而不自觉燥动引起的机械损伤，避免了因刺激植物神经，造成屏气、血压、心率改变等带来的机体影响。

三、胃肠镜检查的优点

电子胃肠镜从检查开始到结束，几分钟即可完成，尤其对胃内和胃粘膜层的病变组织，都可以明确诊断。胃肠镜还具有放大功能，增加了诊断的准确性。操作时能即取病变组织做病理细胞检查，明确病变的性质，这是确诊各种慢性胃炎、胃溃疡、食管癌、胃癌的黄金标准；对于消化道出血、息肉、溃疡、狭窄等，还可以进行多项微创治疗，让患者免于开刀之苦。

四、胃肠镜检查须知

如果今天上午做胃肠镜检查，昨天晚上8点后不吃任何东西，肠镜需要服泻药，做好肠道准备。另外要有半年内乙肝、丙肝和艾滋病的检查结果报告，不能有严重的心肺、脑疾病。年纪大的老人，需要有人陪同。

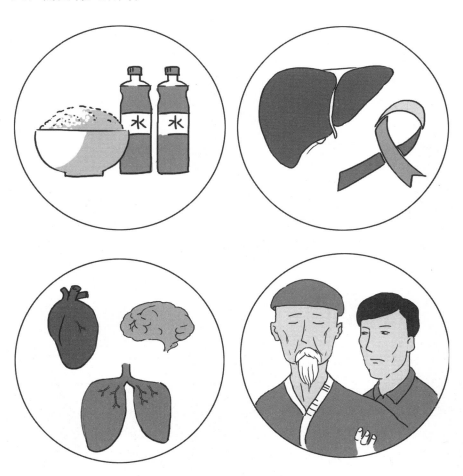

★ 骨密度检查

一、哪些人应进行骨密度检测

　　绝经后的妇女、有骨质疏松危险因素的女性、缺乏运动和日晒、烟酒或咖啡过量、偏食、体重过轻的人。还有70岁以上有骨质疏松危险因素的老年男性。X射线摄片已有骨质疏松改变者，激素水平低下的成年人，有内分泌疾病、慢性肝病、肾病、甲亢（甲状旁腺功能亢进）等疾病，长期应用激素和抗癫痫药物等患者，应该每年一次骨密度检测。

二、骨密度检测重要性

　　骨密度是检测骨头质量的重要标志，是预测骨折危险性的重要依据，是评价一个人健康状况的重要指标。因为人体骨骼中的骨矿物质含量，会随年龄的增加而在不断改变。常规骨密度检测主要是对人体骨矿含量的测定(主要是钙)的准确含量测定，它对判断和研究骨骼生理、病理和人的衰老程度，以及诊断全身各种疾病均有重要作用。

三、骨密度检测方法

　　骨密度检查最常用的方法是通过X射线管球扫描，该系统将所接受到的信号送至计算机进行数据处理，得出骨矿物质含量的多少，是否有骨质疏松倾向。仪器可测量全身任何部位的骨量，精确度高，对人体危害较小，检测一个部位的放射剂量相等于一张胸片1/30，目前我国各大城市逐渐开展这项骨密度检查。

四、骨密度检测须知

1.绝经期50岁以上的女性，建议每年做一次骨密度检测。

2.有糖尿病、甲亢，或有甲状旁腺功能亢进的人，要每年做一次骨密度检测。

3.放了心脏的支架、装了起搏器，或者骨折以后打过钢钉的人，可以做这个检查。

4.20岁以下的人建议不做骨密度检测。除非有先天性维生素D缺乏等疾病者。

5.双腿有骨折或双腿已做关节置换，建议不做骨密度检测。

五、骨密度检测参考值

T值表示骨密度是否正常：

参考范围
- T值在−1～＋1之间为正常
- T值在−2.5～−1之间为骨量减少
- T值低于−2.5时为骨质疏松

★ 乳腺钼靶X线检查

一、哪些人应做乳腺钼靶x线摄影检查

乳腺癌高危人群，比如初潮年龄小于12岁、绝经年龄大于52岁、高龄（35岁）初产、独身未育、乳腺癌家族史、一侧患乳腺癌、青少年时期接受过射线辐射和患乳腺良性疾病的患者，以及较严重的乳腺增生、纤维腺瘤、乳腺炎及乳腺外伤等患者，40～45岁以上的女性，应做乳腺钼靶X线摄影检查。

二、乳腺钼靶X线摄影检查重要性

目前乳腺钼靶X线摄影检查和B超检查是临床上最常用且最有效的乳腺癌辅助检查手段。由于乳腺钼靶X线摄影检查可以观察到临床触摸不到肿块的早期乳腺癌，尤其是新一代数字式乳腺钼靶x线摄影检查使图像更清晰，早期乳腺癌的诊断率更高，其鉴别良、恶性肿瘤的准确率甚至可达90%以上。实践也表明，50岁以下的乳腺癌患者，约有85%是由乳腺钼靶X线摄影检查发现的。而乳腺钼靶X线摄影普查，可使50岁以上妇女乳腺癌死亡率下降30%左右。因此建议：50岁以上女性每年检查一次。

三、乳腺钼靶X线摄影检查方法

乳腺钼靶X线检查是将乳房夹在钼靶机的托板上，以便固定乳房得到清晰的图像，可检查出一些手摸不出来的细小肿瘤萌芽。目前常通过"钼靶+彩超"联合检查，可较精确地筛查乳腺肿瘤，具有无创安全的特点。

四、乳腺钼靶X线摄影检查须知

乳腺钼靶X线摄影普查，最好选在月经干净后10天里，此时雌激素对乳腺拍照的影响最小，乳腺处于相对静止状态，乳房松软，易于发现病变。绝经期以后的女性，由于不再有月经，则可在一个月中的任何一天进行检查。

★ 甲状腺超声检查

一、哪些人应做甲状腺检查

· 全身表现 ·

头晕，怕热，多汗，乏力，食欲增加体重减轻。

· 神经精神方面 ·

神经质，易激动，情绪不稳定，焦虑不安，活动过多，注意力分散，失眠。

· 心血管系统 ·

心悸，心跳加快，心律不齐，心绞痛。

· 消化系统 ·

吃得多但容易饿，大便次数增多，腹泻。

· 皮肤、肌肉 ·

皮肤潮湿、搔痒，肌肉软弱无力、疼痛，甚至肢体突然不能活动（周期性瘫痪）。

· 生殖、内分泌 ·

月经不规则，阳痿，生育力下降。

出现这些情况的人应该做甲状腺超声检查。

二、甲状腺超声检查优点

甲状腺超声检查就是甲状腺B超，可以判断甲状腺的大小及数量，能确定结节为实性、囊性或囊实性混合病变。如果确定囊内是液体的，可以在B超引导下进行穿刺抽吸囊液，用于鉴别甲状腺的良、恶性肿瘤。由于超声波的物理特性，它对软组织分辨力极高，明显优于普通的X射线检查，甚至在某些方面优于CT。超声波检查图像清晰、自然逼真、重复性好，无放射性、无毒无害、无创伤，容易被广大患者接受。

三、甲状腺检查主要顺序

1. 触摸头颈甲状腺，可以大概了解甲状腺的大小、质地、有无大结节；

2. 做甲状腺彩色超声波，可以详细了解甲状腺的大小和体积、有无结节及大小，并观察甲状腺内的血流情况，若血流量明显增加，甚至出现湍流，对甲亢的诊断有一定的参考价值；

3. 抽血检查甲状腺功能，即T3、T4、TSH，T3、T4高于正常指标，TSH低于正常指标为甲亢；反之为甲减。若有结节，可以进一步再查甲状腺静态显像，甲状腺静态显像就是注入放射性碘，通过显像仪器观察甲状腺内显像剂的分布情况，用于观察甲状腺的位置、形态、大小以及功能状况，了解结节的良恶性。

甲状腺功能化验单正常参考值：①T3参考值2.3～4.2；②T4参考值0.89～1.8；③TSH参考值0.35～5.5。

四、甲状腺检查须知

检查前应向患者讲明检查甲状腺的目的，取得患者的合作。检查时病人端正坐位，充分暴露颈部，必要时配合反复做吞咽动作。

★ 女性激素检查

一、哪些女性应做激素检查

1.容易流产或不孕妇女，测定性激素水平是否正常，判断是否存在内分泌功能障碍。

2.更年期女性经常出现潮热，伴有心慌、出汗。常常是半夜醒来，浑身大汗，发生的原因都是雌激素缺乏。

3.精神、神经症状表现异常。如焦虑、抑郁、烦躁、易怒、疲乏、皮肤蚁走感等，总觉得成群的蚂蚁在皮肤上、头发里爬来爬去，很难受，经皮肤科检查却并无异常发现。

4.腰酸背痛——是更年期妇女骨质疏松的早期症状。

如果女性朋友在日常生活中出现以上这些症状的话就要小心了，这就证明应该调整体内雌激素的含量了。

二、激素六项检查项目及正常参考值

1.促卵泡生成激素（FSH）

是垂体前叶嗜碱性细胞分泌的一种糖蛋白激素，其主要功能是促进卵巢的卵泡发育和成熟。血FSH的浓度，在排卵前期为1.5～10mU/ml，排卵期为8～20mU/ml，排卵后期为2～10mU/ml。一般以5～40mU/ml作为正常值。FSH值低见于雌孕激素治疗期间、席汉氏综合征(垂体前叶机能减退)等。FSH高见于卵巢早衰、卵巢不敏感综合征、原发性闭经等。FSH高于40mU/ml，则对克罗米芬之类的促排卵药无效。绝经期女性正常值为16.74～113.5 U/ml。

2.促黄体生成素（LH）

也是垂体前叶嗜碱性细胞分泌的一种糖蛋白激素，主要是促使排卵，在FSH的协同作用下，形成黄体并分泌孕激素。血LH的浓度，在排卵前期为2～15mU/ml，排卵期为30～100mU/ml，排卵后期为4～10mU/ml。一般在非排卵期的正常值是5～25mU/ml。低于5mU/ml提示促性腺激素功能不足，见于席汉氏综合征，FSH偏高如再LH偏高，则卵巢功能衰竭已十分肯定，不必再作其他检查。LH/FSH≥3则是诊断多囊卵巢综合征的依据之一。绝经期女性正常值为10.87～58.64mU/ml。

3. 催乳素（PRL）

由垂体前叶嗜酸性细胞之一的泌乳滋养细胞分泌，是一种单纯的蛋白质激素，主要功能是促进乳腺的增生、乳汁的生成和排乳。在非哺乳期，血PRL正常值为0.08～0.92nmol/L。高于1.0nmol/L即为高催乳素血症，过多的催乳素可抑制FSH及LH的分泌，抑制卵巢功能，抑制正常排卵。大于50岁的女性参考值为2.74～19.646nmol/L。

4. 雌二醇（E2）

由卵巢的卵泡分泌，主要功能是促使子宫内膜转变为增殖期和促进女性第二性征的发育。血E2的浓度在排卵前期为48～521pmol/L，排卵期为70～1835pmol/L，排卵后期为272～793pmol/L，低值见于卵巢功能低下、卵巢功能早衰、席汉氏综合征。绝经期女性正常值为：20～88pmol/L。

5. 孕酮（P）

由卵巢的黄体分泌，主要功能是促使子宫内膜从增殖期转变为分泌期。血P浓度在排卵前为0～4.8nmol/L，排卵后期为7.6～97.6nmol/L，排卵后期血P浓度值低，见于黄体功能不全、排卵型功能失调性子宫出血等。绝经期女性正常值为：0.08～0.78 nmol/L。

6. 睾酮（T）

女性体内睾酮，50%由外周雄烯二酮转化而来，肾上腺皮质分泌的约25%，仅25%来自卵巢。主要功能是促进阴蒂、阴唇和阴阜的发育。对雌激素有拮抗作用，对全身代谢有一定影响。女性血T正常浓度为0.7~3.1nmol/L。血T值高，叫高睾酮血症，可引起不孕。患多囊卵巢综合征时，血T值也增高。根据临床表现，必要时再测定其他激素。

附录2

家庭安全用药

　　"大病上医院，小病去药店。"你对买来的药了解多少？你服药之前是否认真看过说明书？如果用药不当，轻者疗效达不到预期效果；重者小病酿成大病，甚至带来致命的后果。

■ 什么是处方药，什么是非处方药

处方药是必须凭医生处方才可调配、购买和使用的药品。这类药物在药品包装盒、药品外标签、药品说明书上可以清晰地看到"凭医师处方销售"购买和使用的警语。非处方药是经过长期应用、确认有疗效、质量稳定、非医疗专业人员也能安全使用的药物，一般在包装盒、药品外标签、药品说明书的右上方均有椭圆形彩色OTC的表示非处方药。

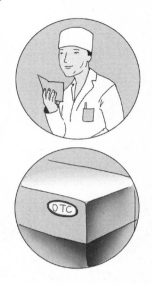

■ 如何看药品说明书

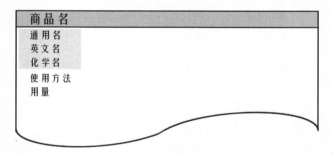

正规的药品说明书都有药品的通用名、商品名、英文名、化学名，使用者要了解药品通用名，避免重复用药。其次，要搞清楚药品的适应症，对于使用非处方药的患者，可在药师的帮助下判断自己的疾病是否与适用症相符，对症下药选择购买。再次，要了解药品的用法，如饭前、饭后、睡前服用、一天一次或三次，是口服、外用还是注射都必须仔细看清楚。最后，还要注意药品的用量，必须按说明的规定使用或者遵医嘱使用。

■ 饭前服、饭后服、空腹服的具体含义是什么

一般来说"饭前服"是指药品安排在进餐前30～60分钟服用，目的是使物较快进入肠道，有利于肠道吸收，减少食物对其生物利用度的不良影响。"饭后服"则要将药品安排在进餐后30分钟左右服药，以减少药物对胃肠道的刺激，有利于药物的吸收和利用。此外，餐中服药是指进餐过程中服药，要服完继续用餐，目的是借助于食物中的油类促进药物吸收，而"空腹服"则是指在8～10小时内没有进食的情况。通常指晚上入睡后至清晨起床这个时间段没有进食情况下服用，目的是避免食物的干扰，让药物迅速地进入小肠发挥效力。

■ 如何识别药品是否变质

家庭储藏药物如果存放不当或者时间过长，就容易变质失效，甚至产生有害物质，因此必须引起重视。首先，过了有效期的药品即使外观没有变化，也不能继续使用。在有效期内的药品，片剂、胶囊剂，如果发现药片受潮粘连、药片膨大、变形、裂片以及糖衣片变色或严重斑点、变花发霉等均不可服用。眼药水打开后要在3～5天左右用完。如发现存放的眼药水有变色如絮状物，不可再用。如发现酵母片发霉生虫，维生素C片氧化变色，阿斯匹林片遇潮后有醋酸的酸味，都不可使用。如果吃了变质的内服药，不仅没有治疗效果，还会有细菌感染的危险。

■ 药片掰开、研碎吃好不好

有些药品需要掰碎或者咀嚼服用，比如：硫糖铝片、健胃消食片等对胃黏膜有保护作用和促进消化的药物。有的药不能掰开、研碎服用，比如：阿司匹林肠溶片、硫酸亚铁片和复方新诺

明片等掰碎吃对胃黏膜有较强刺激和腐蚀作用。再比如：某些片剂是缓释或控释片，用特殊的制剂技术和片剂的结构来控制药物释放的速度和数量，如果掰开或者研碎服用，将会破坏药品的结构，导致大量的药物瞬间释放，产生毒性反应甚至危及生命。此外，为了减少对肠胃的刺激，或者增加药物在胃酸中的稳定性，特意设计了肠溶片或肠溶胶囊，如果掰碎服用，就没有了肠溶衣的保护，药物在胃中溶解或破坏，无法到达肠道并被吸收，导致治疗失效。通常必须掰开、研碎服用的药，在说明书上有提示，没有提示的一般都是直接服用。

■ 成人药给小孩服用只要减半是否就可以了

有些人把成人药给儿童服用，以为只要减少一点用量就可以了，其实这是非常危险的。小儿肝、肾等脏器发育不完善，酶系统没有建立，有些药物代谢会产生不良反应，严重的甚至会致残甚至丧命。如，四环素会影响小儿骨骼生长，8岁以下儿童不能用；去痛片中含有氨基比林，这种成分容易使小儿白细胞数量迅速下降，有致命的危险。小孩用药要尽量使用"儿童装"的药品，若找不到，也切忌拿成人药进行调配，应该尽快去医院就诊，医生会根据体重和体表面积折算等方法指导用药。

■ 感冒药都差不多可以随便吃吗

各种感冒药虽然厂家不同、名称不同，其药效还是大同小异的。不过，尽管如此，它们之间还是略有差异，比如：泰诺、百服宁和白加黑因含有氢溴酸右美沙芬，所以，止咳作用更好一些；而感康和快克因含有咖啡因和人工牛黄，可以增强对乙酰氨基酚的解热镇痛效果。

有些人为了病好得快，感冒药就"多药齐下"，以为这样见效快。其实不然，相同成份叠加或过量服用从医学角度出发会产生蓄量现象，弄不好会引发副作用或药物中毒。如过量服用对乙酰氨基酚可引起急性肝衰竭、马来酸氯苯那敏（扑尔敏）过量会导致惊厥、昏睡，过量服用苯海拉明可能引起精神错乱，而金刚烷胺逾量中毒严重时则可出精神失常或错乱。

■ 抗生素为什么多用了反而不好

抗生素是能够抑制细菌微生物生长甚至将他们杀灭的药物分子，比如我们非常熟悉的青霉素，它能有效地杀灭细菌。不过，抗生素也并非多多益善，用多了反而适得其反。因为频繁地使用广谱抗生素会影响肠道里的正常菌群，而正常菌群在人体消化、吸收和营养等方面发挥着重要的作用。此外，长期大剂量地使用抗生素很容易使细菌产生耐药性，到真正需要抗生素的时候，就反而起不到疗效了。有些人，一感冒就用抗生素。其实，一般感冒都是由病毒感染引起的，而抗生素对病毒感染是无效的。但是，如果发生严重的细菌或真菌感染（比如感染性肺炎）的话，还是得用抗生素，关键要合理使用抗生素。

■ 维生素是不是吃得越多越好

维生素是我们人体不可缺少的，但是也并非吃得越多越好。维生素C可以增强抵抗力，有的人就每天吃，当作预防感冒的保健品来吃，这是不可取的。因为，在增强机体免疫机制的同时，也为病毒的生长提供了养料，可谓得不偿失。同时，过度服用维生素C还可能出现皮肤发红、肠蠕动引起腹部绞痛、腹泻等现象；在尿道中沉淀形成结石；一些妇女降低生育能力，并影响胎儿的发育。再比如一次食用大量的维生素A会出现恶心、头痛、疲倦的症状。如果是日积月累地过量食用，就会出现掉发、肝脾肿大、骨头及关节疼痛等症状。同样，长期大量口服维生素D会引起心律不齐、血压升高、抽搐、恶心等，甚至肾功能衰竭。过量服用维生素E可导致恶心、腹泻。其实，在平时的生活中，只要合理搭配饮食，一个成年人正常一天需要的各种维生素在日常的饮食中就可以获取。

■ 西药副作用大，中成药没有副作用吧

中成药历史悠久，应用广泛。但是药物的两重性是药物作用的基本规律之一，中成药也不例外。比如：孕妇服用含黄连、黄柏的中成药，可导致新生儿溶血症；儿童服用可引起急性溶血、严重黄疸。其次，有些中成药长期服用或者超剂量服用都可能对肾脏造成损害。如含柴胡皂苷的中成药：小柴胡片、小柴胡颗粒、柴胡口服液、小儿热速清口服液、午时茶颗粒、牛黄清心丸等。还有一些含有毒性中药材的中成药，如朱砂、雄黄、蟾酥、父子、川乌、草乌、北豆根等，过量服用即可中毒。再次，患者个体也有差异，相同的药物、相同的剂量，其结果未必相同。

■ 需要谨慎使用的几种危险药

❗ 危险药物1：抗心律失常药

奎尼丁、利多卡因、苯妥英钠、普萘洛尔和维拉帕米等可有效地调节心律，改善患者心律失常的症状。心律失常患者若是使用这些药物的方法不当，就会引发各种心脏病，甚至发生猝死。

❗ 危险药物2：抗抑郁症药

丙咪嗪、氯丙咪嗪、阿米替林和多虑平等抗抑郁药可有效缓

解抑郁症患者的症状。抑郁症患者若是服用了过量的此类药物，可能会出现血压骤降、心律失常等症状，进而可导致其死于心室颤动。

❗ 危险药物3：治疗疟疾药

氯喹、奎宁、甲氯喹、青蒿素等可有效地治疗疟疾。但是，此类药物的副作用很大，患者若是使用过量就会出现心动过缓、心律失常或血压降低等症状，甚至可诱发急性心源性脑缺血综合征而导致死亡。

❗ 危险药物4：强心苷类药物

地高辛、西地兰、洋地黄毒苷和毒毛旋花子苷K等被广泛用于治疗充血性心力衰竭、室上性心动过速、心房颤动和心房扑动等多种疾病。此类药物的毒副作用很大，患者若是过量地使用就会发生洋地黄中毒，进而会出现心律紊乱、心力衰竭等症状。

❗ 危险药物5：平喘药

氨茶碱在临床上用于治疗哮喘的首选药物，可有效地缓解哮喘患者的症状，若是使用方法不当或过量使用，非但无法缓解哮喘，还可能引发其他疾病，甚至引发心动过速而死亡。

附录3

抗癌饮食面面观

★ 垃圾食品

炸鸡腿 ------------------------------------

炸鸡腿为代表的所有油炸食品。鸡肉本来含有丰富的氨基酸和蛋白质，但使用油炸这一烹调方法后，使得好东西变成了"垃圾"。炸鸡腿使鸡肉中各种营养素遭到严重破坏，鸡肉中蛋白质炸焦变质而降低营养价值，还会破坏食物中的维生素A和维生素E等，妨碍人体的吸收和利用。

炸鸡腿含有大量的高脂肪，高脂肪尤其不利于儿童的消化吸收，容易导致肥胖，还会带来很多健康问题，比如高血压病、高血脂、心脏病等。

在油炸过程中，油脂反复高温加热还会产生有毒有害物质。大部分油炸食品中都含有高浓度的丙烯酰胺，俗称丙毒，这是一种致癌物质。这些物质直接与胃黏膜接触，患胃癌的概率就会成倍升高。

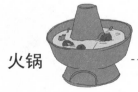

火锅 ------------------------------------

涮火锅用的是鸡、鸭、鱼肉都是高脂肪、高蛋白食物，患有糖尿病、高血压、高血脂的人要少吃。

火锅中有大量的嘌呤，汤中含有钠离子、钾离子，患有肾脏病、高血压、尿酸偏高痛风的患者尽量少吃或不吃。

火锅反复涮反复烧很烫，容易刺激灼伤食管和胃黏膜，包括咽部喉部溃疡，长期吃火锅会导致食道癌的发生率大大增加。

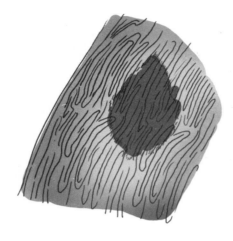

食道胃黏膜灼伤受损

有人喜欢把肉类涮得很嫩，牛、羊、猪肉中的寄生虫、传染病（菌）杀不死，人吃了以后会得肺吸虫病或囊虫病，这些虫一旦游离到大脑或其他部位，还会引起皮肤红肿、高热、瘫痪等症状。

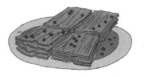

泡菜

以泡菜为代表的腌渍类食品，还包括香肠、火腿等。泡菜腌制过程中放入大量盐，导致此类食物钠盐含量超标，经常食用会造成肾脏的负担加重，增加发生高血压的风险。此外，盐分浓度高还会严重损害胃肠道黏膜，造成胃炎肠炎和溃疡的发生率。

腌渍类食品中含有亚硝酸盐，亚硝酸盐是强氧化剂，也是致癌因素，长期在体内堆积的话，会转化为亚硝酸氨，这是胃癌、食道癌高发的一个罪魁祸首。

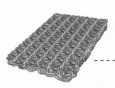

方便面

厂商为了让方便面延长保存期，大多数都把面饼进行油炸烘干加防腐剂，面饼的热量偏高并含有脂肪酸。如果大量吃方便面的话，会加速肌体血管老化速度，引起动脉硬化、心脏病、肾脏病等。

调味包里的油、盐含量都超标。现在提倡每人每天食盐6克左右，而吃一袋方便面就超出了一天的盐指标。

我国是高血压大国，有近2亿人患高血压，原因之一是吃盐过量，导致血压升高，还会损伤心血管，损伤肾脏等。

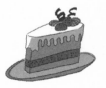

精制糕点

普通的一小块奶酪蛋糕，分量大约100克，含糖量约64克，相等于小酒杯6杯的量，而我们每天需要摄入的糖分20克就足够了。

精制糕点里除了糖还有反式脂肪酸，反式脂肪酸会使人体血液中的"坏胆固醇"升高（即低密度脂蛋白），增加心血管疾病的风险，还会促生糖尿病和老年痴呆，年轻人导致生育困难，儿童会影响生长发育等。

★ 世界卫生组织推出的全球十大垃圾食品

油炸类食品
腌制类食品
加工类肉食品（肉干、肉松、香肠等）
饼干类食品（不含低温烘烤和全麦饼干）
汽水可乐类食品
方便类食品（主要指方便面和膨化食品）
罐头类食品（包括鱼肉类和水果类）
话梅蜜饯类食品（果脯）
冷冻甜品类食品（冰淇淋、冰棒和各种雪糕）
烧烤类食品

★ 抗癌食品

西红柿

西红柿具有独特的抗氧化能力，可以清除人体内导致衰老和疾病的自由基；预防心血管疾病的发生，阻止前列腺的癌变进程，并有效地减少胰腺癌、直肠癌、喉癌、口腔癌、乳腺癌等癌症的发病危险。

西红柿中含有的果酸能降低胆固醇的含量，对高血脂很有好处，西红柿是抗癌功效很高。

一个成年人每天食用100～200克西红柿，也就是每天吃一只，就能满足身体对番茄红素的需要。很多人喜欢生吃西红柿，这样并不利于番茄红素的吸收，因为它是一种脂溶性的维生素，经过加热和油脂烹调后，才更有利于发挥它的健康功效。

洋葱

洋葱具有发散风寒的作用，洋葱中含有植物杀菌素如大蒜素等，因而有很强的杀菌能力，嚼生洋葱可以预防感冒。

洋葱含前列腺素A，这种成分有舒张血管、降低血压的功能。它还含有稀丙基三硫化合物，除了降血脂外，还可预防动脉硬化，预防血栓形成作用。经常食用对高血压、高血脂和心脑血管病人都有保健作用。

洋葱中含有一种名为"栎皮黄素"的物质，这是目前所知最有效的天然抗癌物质之一，它能阻止体内的生物化学机制出现变异，控制癌细胞的生长，从而具有防癌抗癌作用。

洋葱所含的微量元素硒是一种很强的抗氧化剂，能消除体内的自由基，增强细胞的活力和代谢能力，具有防癌和抗衰老的功效。

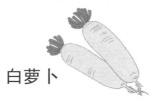

白萝卜

白萝卜含丰富的维生素C和微量元素锌，能增强机体免疫功能。

白萝卜中的芥子油能促进胃肠蠕动，增加食欲，帮助消化。

白萝卜中的淀粉酶能分解食物中的淀粉、脂肪、帮助营养物质的吸收。

白萝卜含有木质素，能提高巨噬细胞的活力，吞噬癌细胞。此外，萝卜所含的多种酶，能分解致癌的亚硝酸胺，具有防癌作用。

提醒：萝卜性偏寒凉而利肠，脾虚泄泻者慎食或少食。

坚果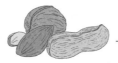

推荐黑芝麻、核桃仁、松仁。

黑芝麻含有多种人体必需的氨基酸，在维生素E、维生素B1的作用下，能活化脑细胞，使血中胆固醇含量降低，有防治冠状动脉硬化的作用，加速人体的代谢功能。常吃黑芝麻还可以帮助人们预防和治疗胆结石。由于芝麻含有丰富的卵磷脂、蛋白质、亚油酸等，经常服用还能够补血通便，具有预防便秘和肠癌的作用。

核桃含有丰富的维生素B和维生素E及钙、磷、铁等，是人体理想的肌肤美容食品。能减少肠道对胆固醇的吸收，可防止细胞老化，增强记忆力及延缓衰老。适合动脉硬化、高血压和冠心病患者食用。

松仁的脂肪成分是油酸和亚麻酸，具有降低血压、防止动脉硬化、防止因胆固醇增高而引起的心血管疾病等。

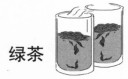

绿茶

绿茶含有儿茶素（天然的油脂抗氧化剂）及维生素A、维生素C等成分，有延缓衰老的作用。

茶叶中的茶多酚对于重金属具有很强的吸附作用，对人体内的铜铅、汞等重金属超标有解毒功效。茶多酚类物质还能杀死肿瘤细胞，通过抑制肿瘤周边血管的生长来"饿死"肿瘤。

茶叶中含有的儿茶素和黄酮苷，具有增加微血管弹性，降低血脂以及溶解脂肪的作用，还能防止肝脏中胆固醇和中性脂肪的积聚，对抑制血管硬化，防治冠心病有一定作用。防癌成分绿茶含量最高，其次是乌龙茶，红茶最低。

★ 抗癌养生：五种常见水果能抗癌

水果一般在两次正餐中间（如上午10点或下午3点）或睡前一小时吃，这可以避免一次性摄入过多的碳水化合物而使胰腺负担过重。一般不提倡在餐前或餐后立即吃水果。

大枣 --------------------------------

大枣补脾胃益气血，富含β胡萝卜素与维生素C、B族维生素等。它含有的一组三萜类化合物为抗癌有效成分，常吃大枣可以增强体质，预防乳腺癌。

柑橘 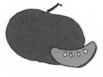 --

柑橘类水果如橘子、柚子、橙子、柠檬、金橘等，都富含维生素C，可防止亚硝胺生成，适宜胃癌、乳腺癌和肺部肿瘤患者食用。

猕猴桃 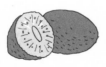 --------------------------------------

猕猴桃是果中珍品，维生素C含量为橘子的4～12倍，苹果的3倍，葡萄的60倍。研究表明，其所含的物质可阻断人体内亚硝胺生成，从而有良好的防癌抗癌作用，是预防肿瘤的佳品。

山楂

山楂能活血化淤，化滞消积，抑制癌细胞生长，同时富含维生素C，适宜消化道和女性生殖系统癌症如胃癌、乳腺癌患者食用。

芒果

科学研究发现，女性多食芒果，有预防乳腺癌的作用。研究人员对芒果中的多酚进行了研究，特别是其中的生物活性成分丹宁。丹宁又称鞣酸类物质，结构复杂，一般具有涩味，带有苦味，可使蛋白质、生物碱沉淀。葡萄籽和茶叶中含有这种成分。研究发现，细胞分裂周期因多酚而被打破，这可能是芒果预防或抑制癌细胞的一种机制。

附录4

求医指南

上海临床医学中心的目标是建成国内一流、国际领先的上海医疗中心。以诊治疑难杂症为宗旨，特别是那些覆盖面较大，人民群众迫切需要解决而目前尚未解决的疑难杂症，逐步形成管理现代、服务精良、技术先进、设备完善的具有相当规模的标志性医疗中心。

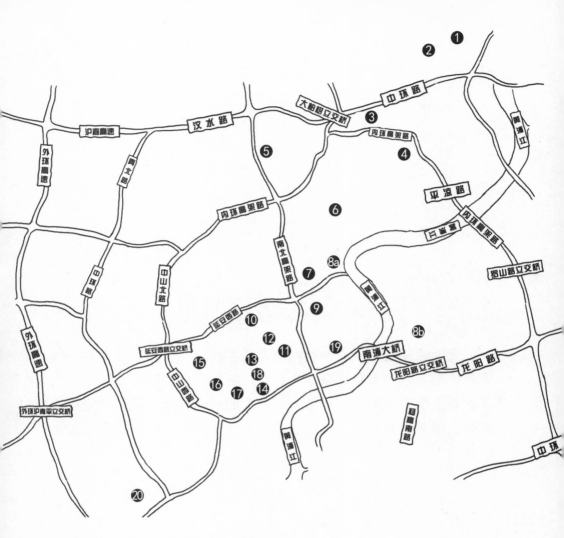

上海临床医学中心概图

1. 第二军医大学附属东方肝胆外科医院
2. 第二军医大学附属长海医院
3. 上海中医药大学附属岳阳中西医结合医院
4. 上海交通大学医学院附属新华医院
5. 同济大学附属第十人民医院
6. 上海交通大学附属第一人民医院
7. 第二军医大学附属长征医院
8a. 上海交通大学医学院附属仁济医院西院
8b. 上海交通大学医学院附属仁济医院东院
9. 上海中医药大学附属曙光医院
10. 复旦大学附属华山医院
11. 上海交通大学医学院附属瑞金医院
12. 复旦大学附属眼鼻耳喉科医院
13. 复旦大学附属中山医院
14. 上海中医药大学附属龙华医院
15. 上海交通大学附属胸科医院
16. 上海交通大学附属第六人民医院
17. 上海交通大学医学院附属精神卫生中心
18. 复旦大学附属肿瘤医院
19. 上海交通大学医学院附属第九人民医院
20. 复旦大学附属儿科医院

■ 复旦大学附属临床医学中心

> 上海市心血管临床医学中心（复旦大学附属中山医院）

> 上海市肝肿瘤学临床医学中心（复旦大学附属中山医院）

复旦大学附属中山医院

　　复旦大学附属中山医院是卫生部部属综合性教学医院，设有除儿科以外的所有科室，综合实力雄厚。心脏、肝癌、肾脏和肺部疾病诊治是医院的重点和特色，诊治水平始终处于国内领先地位。其中心血管病和肝肿瘤为上海市临床医学中心。上海市心血管病研究所、复旦大学肝癌研究所、上海市影像医学研究所、上海市呼吸病研究所、上海市中西医结合康复研究所、复旦大学呼吸病研究所、复旦大学血管外科研究所、复旦大学普通外科研究所、复旦大学内镜诊疗研究所、复旦大学核医学研究所设在院内。此外，目前已拥有13个国家临床重点专科：消化科、检验科、麻醉科、心血管内科、内分泌科等。以上专科均颇具特色，并且具有强大的医疗和科研实力。

复旦大学附属中山医院

⌂ 上海市医学院路111号

☎ 021-64041990

🚌 公交43路、49路、50路、72路、73路、89路、104路、128路、205路、864路、931路、957路、984路、985路、隧道一线、隧道二线、隧道七线、徐闵线、徐川线，地铁4号线东安路站，7号、9号线肇家浜路站

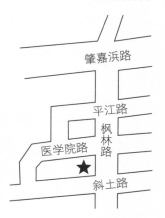

复旦大学附属华山医院

　　复旦大学附属华山医院神经外科是首批批准的上海市临床医学中心。中心以华山医院神经外科为主体，包括华山神经外科（集团）医院和华山神经外科（集团）研究所。复旦大学附属华山医院神经外科是我国历史最悠久的神经外科之一，复旦大学神经外科学在微侵袭神经外科、颅底外科、功能神经外科、神经创伤和分子神经外科等方面成果显著，建成了国内神经外科医教研基地。颅底外科一直是华山医院神经外科的强项专业，在周良辅院士的主持下，取得了一系列重大研究成果。目前对颅底病变的手术切除和重建方面处于国际领先地位。其中脑血管病是华山医院神经外科的主要治疗疾病，目前已建立脑血管病急诊治疗的绿色通道。细胞分子神经外科在国内最早开展脑胶质瘤和脑膜瘤分子生物学研究，获上海市等科技进步奖。国内首先开展神经干细胞的临床治疗工作。

复旦大学附属华山医院
🏠 上海市乌鲁木齐中路12号
☎ 021-52889999
🚌 公交49路、48路、113路、15路、45路等，地铁1号线、7号线常熟路站

复旦大学附属华山医院东院
🏠 上海市浦东红枫路525号
☎ 021-50301999
🚌 金桥3路

复旦大学附属华山医院北院
🏠 上海市镜泊路湖路508号，陆翔路108号
☎ 021-66895999
🚌 地铁7号线顾村公园站

复旦大学附属肿瘤医院

　　复旦大学附属肿瘤医院以临床治疗及临床研究为主，尤其重视肿瘤的早期发现、早期诊断、早期治疗，并以综合治疗为特色，对各部位及各病期的肿瘤均按国际规范，充分利用手术、放疗、化疗、中医中药、介入治疗、核医学治疗及生物治疗靶向治疗等手段，制订综合治疗方案，特别强调肿瘤初次治疗的重要性。医院在提高疗效，改善患者生活质量，控制恶性肿瘤的复发与转移方面均取得了良好成效，使各种肿瘤远期疗效处于国内领先地位，部分达到国际先进水平。

复旦大学附属肿瘤医院

🏠 上海市东安路270号

☎ 021-64175590

🚌 公交44路、49路、72路、89路、104路、864路、932路、733路、814路、218路、933路、41路、50路、隧道二线，地铁4号、7号线东安路站

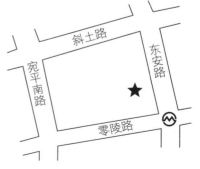

复旦大学附属眼耳鼻喉科医院

　　复旦大学附属眼耳鼻喉科医院是全国范围内惟一一所集眼科和耳鼻喉科医疗、教学、科研为一体的三级甲等专科医院。2006年获得第二冠名——上海市五官科医院，亦为上海市红十字冠名医院、国家临床药物研究机构。

　　医院设有眼、耳鼻喉、放疗、麻醉、急救、口腔、激光、整形八个临床科室和放射、病理、药剂、检验、营养等五个医技科室。医院具有高级职称者121人，中国科学院院士1名，博士生导师20名，硕士生导师41名。

　　眼科和耳鼻喉科是国家教育部重点学科，同时眼科和耳鼻科还是国家临床重点专科。医院拥有卫生部听觉医学重点实验室和近视眼重点实验室，建有上海市视觉损害与重建重点实验室、上海市听觉医学临床医学中心、上海市眼科临床质量控制中心。是卫生部眼科、耳鼻喉科专科医师培训基地，上海市住院医师规范化培训基地。

复旦大学附属眼耳鼻喉科医院

🏠 上海市汾阳路83号

☎ 021-64377134

🚌 公交49路、927路、15路宝庆路复兴中路，地铁1号、7号线常熟路站

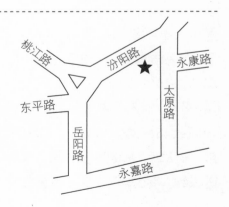

复旦大学附属儿科医院

　　复旦大学附属儿科医院专业设置齐全，共有43个临床医技科室，2010年和2011年先后有5个专科被确定为国家临床重点专科，包括：新生儿科、重症医学科、小儿消化科、中医儿科和新生儿疾病重点实验室等。新生儿科、外科、心血管、传染病等专业曾先后被列为卫生部临床学科重点专业，新生儿科是上海市医学重点学科，小儿外科是上海市小儿外科疑难重症临床医学中心，呼吸急救专业是上海市医学领先专业。

　　医院服务宗旨：一切为了孩子。医院使命：建树医学典范，呵护儿童健康。

复旦大学附属儿科医院

🏠 上海市万源路399号

☎ 021-64931990

🚌 公交732路、764路、803路、753路、867路、150路、946路、171路、162路等

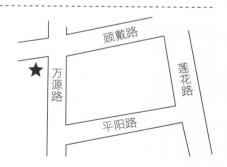

■ 上海交通大学附属临床医学中心

上海市微创外科临床医学中心
（上海交通大学医学院附属瑞金医院）

上海市内分泌代谢病临床医学中心
（上海交通大学医学院附属瑞金医院）

上海市血液内科临床医学中心
（上海交通大学医学院附属瑞金医院）

上海交通大学医学院附属瑞金医院

上海交通大学医学院附属瑞金医院是一所具有百年历史的三级甲等综合性医院，拥有3位院士及一大批国内知名的专家，其中王振义院士荣膺2010年度国家最高科学技术奖。在"中国最佳医院排行榜"中连续三年获上海第1、全国第4。

瑞金医院设有34个临床科室、9个医技科室。现有国家教育部门重点学科3个，上海重中之重学科1个，上海市重点学科1个，上海市优势学科1个，上海市教委重点学科6个，上海市卫生局医学领先专业重点学科3个。医院还拥有6个市级研究所。此外，还建立了国家重点实验室和教育部重点实验室各1个，2个卫生部重点实验室，4个上海市重点实验室以及18个国家临床重点专科。医院在血液病、内分泌、胃肠道肿瘤、微创外科、肾脏内科、消化内科、高血压、心脏科、中医伤科等方面居全国领先地位。

上海交通大学医学院附属瑞金医院

🏠 上海市瑞金二路197号

☎ 021-64370045

🚌 地铁1号线陕西南路站

上海交通大学医学院附属瑞金医院
微创中心

🏠 瑞金医院分部徐家汇路572号

☎ 021-64370045 🚌 地铁9号线

上海交通大学医学院附属仁济医院

上海交通大学附属仁济医院是一个学科门类齐全，集医疗、教学、科研于一体的综合性三级甲等医院。

截至2012年底，医院共有职工3099人，其中正、副高级职称专家373名；博导57名、硕导131名。医院设有42个临床医技科室。

近年来，医院申请到的科研项目及专利逐年递增，包括国家级的973计划、863计划、国家自然基金（重点）项目等；并获得多项国家科技进步奖、中华医学科技奖、高等学校科技进步奖等；先后共有几百人次入围各级人才培养计划，包括973首席科学家、长江特聘教授、卫生部有突出贡献中青年专家、国家杰出青年、教育部新世纪人才、上海市领军人才和东方学者等。

上海交通大学医学院附属仁济医院东院

🏠 上海市东方1630号

☎ 021-58752345

021-68383204（东院服务咨询电话）

🚌 公交01路、119路、581路、583路、610路、736路、772路、 814路、819路、980路、隧道五线、隧道九线、大桥二线，地铁6号线上海儿童医学中心站

上海交通大学医学院附属仁济医院西院

🏠 上海市山东中路145号

☎ 021-58752345

🚌 公交14路、17路、20路、37路、49路、66路、71路、123路、127路、隧道三线、隧道四线、隧道五线、隧道六线、隧道九线，地铁1号线人民广场站、地铁2号线南京东路站

上海交通大学附属第一人民医院

上海交通大学附属第一人民医院建立了上海市器官移植临床医学中心、上海市视觉复明临床医学中心、上海市心脏病急救中心和上海市创伤急救中心。还设立了上海市眼科研究所、上海市眼底病重点实验室、上海市胰腺疾病重点实验室等19个研究机构。医院的医、教、研技术实力雄厚，成果丰硕。肾移植存活率接近欧美先进国家水平，"肾移植组织配型"达到国际先进水平，获得国家科技进步二等奖；视网膜疾病的临床研究处于国内领先水平，"糖尿病性视网膜病变临床防治及发病机制研究与应用"课题获国家科学技术进步奖二等奖。医院的妇科肿瘤、咽喉及头颈部肿瘤的外科治疗，重症急性胰腺炎、重症肺部感染、冠心病介入治疗和心律失常射频消融治疗等均处于国内先进水平。

上海交通大学附属第一人民医院北部

⌂ 上海市海宁路100号

☎ 021-63240090

🚌 公交13路、63路、921路、17路、910路、6路、61路、55路、14路、147路、123路、100路、576路、21路、22路、145路，地铁4号线海伦路站，10号线四川北路站

上海交通大学附属第一人民医院南部

⌂ 上海市新松江路650号

☎ 021-63240090

🚌 松莘线、松昆线、松江9路、松江11路，地铁9号线松江大学城站

同济大学附属第十人民医院情况详见P216

上海交通大学附属第六人民医院

　　上海交通大学附属第六人民医院的骨外科、内分泌代谢科、耳鼻咽喉科为国家临床重点专科；骨外科、内分泌与代谢病学、心血管病学是国家教育部重点学科；四肢显微外科、内分泌代谢科、介入影像学是上海市重点学科；先后经上海市人民政府批准设立上海市创伤骨科临床医学中心和上海市糖尿病临床医学中心；国家中医药管理局批准设立全国综合性医院示范中医科；上海市卫生局批准成立上海市急性创伤急救中心、上海市传染病专科诊治中心和上海市危重孕产妇会诊抢救中心；麻醉科、泌尿外科、普外科、血液内科、超声医学科、心血管内科、妇产科为上海交通大学医学院重点学科和院级重点学科。

上海交通大学附属第六人民医院

🏠　上海市宜山路600号

☎　021-64369181

🚌　公交721路、857路、830路、89
路、93路、205路、224路、909路、
927路等宜山路下，地铁3、4号线宜山
路站、9号线桂林路站

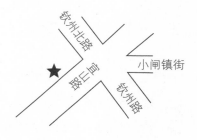

上海市关节外科临床医学中心
（上海交通大学医学院附属第九人民医院）

上海市临床口腔临床医学中心
（上海交通大学医学院附属第九人民医院）

上海市整复外科临床医学中心
（上海交通大学医学院附属第九人民医院）

上海交通大学医学院附属第九人民医院

上海交通大学医学院附属第九人民是一所拥有3位院士，5个国家重点学科，6个国家临床重点专科，4个国家211工程重点学科，11个上海市重点学科和上海市临床中心等的三级甲等综合性教学医院。2011年度中国100家最佳医院排名21位，整形外科为最佳专科排名第一，口腔排第三，骨科、眼科获提名。

口腔医学、整复外科和骨科等国家重点学科在全国处于领先地位，口腔颌面外科、骨科、眼科、牙体牙髓科、牙周病科等国家临床重点专科在国内享有盛誉。九院拥有973项目首席科学家、中组部"千人计划"、长江学者、国家杰出青年等国家级人才，以及上海市领军人才、上海市千人计划等各级人才100多人。年门诊量逾240万人次，年住院量5万余人次，住院手术量3万余人次，门诊手术6万余人次。

九院已经连续十届被评为上海市文明单位，九院人正以"风正、劲足、心齐、气顺"的精神风貌为病人提供最佳服务！

上海交通大学医学院附属第九人民医院

🏠 上海市制造局路639号　☎ 021-23271699

🚌 公交18路、23路、45路、66路等，地铁4号线、8号线西藏南路站

上海市小儿外科畸形诊治临床医学中心
（上海交通大学医学院附属新华医院）

上海市小儿心血管临床医学中心
（上海交通大学医学院附属新华医院）

上海交通大学医学院附属新华医院

上海交通大学医学院附属新华医院是一所学科门类齐全、具有专业特色，集医教研和管理于一体的现代化综合性教学医院。

医院学科齐全，有心血管内科、消化内科、神经内科、普外科、心胸外科、神经外科、泌尿外科、骨科、儿内科、皮肤科等47个临床科室、10个医技科室，建有心脏介入诊治部等8个医疗技术与服务平台，还设有WHO儿童生长发育合作中心、中国遗传医学中心新生儿筛查和遗传代谢病部等。医院现有8个国家临床重点专科（检验科、药剂科、心胸外科、小儿呼吸内科、耳鼻咽喉科、普外科、皮肤科、中医科），儿科、儿童保健学科、临床营养科、心血管内科和骨科分别列入国家级重点学科、国家重点学科组成单位和上海市重点学科，上海市小儿外科临床医学中心入选上海市"重中之重"临床医学中心。

近两年医院获得国家科技进步奖2项。

上海交通大学医学院附属新华医院

🏠 上海市控江路1665号

☎ 021-25078999

🚌 公交14路、70路、871路、220路、6路等，地铁8号线江浦路站

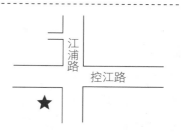

上海交通大学附属胸科医院

　　上海交通大学附属胸科医院是国内最早建立的集医疗、教学、科研为一体的，以诊治心、肺、食管、气管、纵隔疾病为主的三级甲等专科医院。先后获得"全国卫生系统先进集体"、"全国无烟单位"、"上海市职业道德建设十佳单位"、连续十二年获得"上海市文明单位"等殊荣。

　　医院正承担着国家重点学科"心血管病学"、国家临床重点专科"心血管病学"和"胸外科"、国家中医药管理局"十二五"重点专科"中西医结合肿瘤专业"、上海市肺部肿瘤临床医学中心、上海市医学重点学科"胸外科"、上海交通大学重点学科"呼吸内科"、上海交通大学房颤诊治中心、上海交通大学食管疾病诊治中心的建设。医院还承担着国家、部、市、局级重大课题的研究。

　　医院建院以来已施行各类心胸手术逾8万例，心脏介入逾1万例，成功医治和抢救了数以万计的疑难重危病人。医院开展的射频消融治疗房颤的手术数量为亚太地区之首。肺癌的早期诊断和多学科治疗等居国际先进水平。单肺、双肺、肺叶移植术，冠心搭桥术，瓣膜置换术，各种心脏复杂畸形的诊治，各类肺、食管、气管、纵隔手术等均居国内先进水平。

上海交通大学附属胸科医院

🏠 上海市淮海西路241号

☎ 021-22200000

🚌 公交138路、572路、126路、911路、113路、506路、840路、72路，地铁3、4、10号虹桥路站

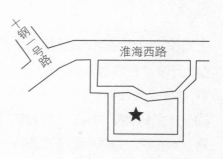

上海交通大学医学院附属精神卫生中心

上海交通大学医学院附属精神卫生中心临床科室齐全，包括普通精神科、老年科、康复科、临床心理科、儿少科、传染科、自愿戒毒科等；技术力量雄厚，拥有一批医德高尚、技术精湛的专家、教授；具有解决精神科急、重、难病例的诊治能力；收治精神分裂症、心境障碍、器质性精神障碍、儿童青少年及老年期精神障碍、神经症性障碍等各类精神障碍患者及药物依赖患者，提供优质的医疗、护理服务。目前作为国家临床重点专科有：临床精神病学；上海市医学重点学科有：上海市精神疾病临床医学中心、老年精神医学、预防精神医学；上海交通大学重点实验培育基地；上海精神疾病转化医学重点实验室。

上海交通大学医学院附属精神卫生中心总院

🏠 上海市宛平南路600号

☎ 021-64387250

🚌 公交44路、49路、72路、89路、104路、572路、864路、932路、144路、50路、隧道二线，地铁4号线东安路站、上海体育场站；

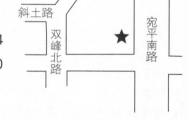

上海交通大学医学院附属精神卫生中心分院

🏠 上海市沪闵路3210号

☎ 021-64901737

🚌 徐闵线、莘松线、东坪线等，地铁5号线颛桥站

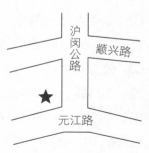

■ 上海中医药大学附属临床医学中心

上海市中医肿瘤临床医学中心（上海中医药大学附属龙华医院）

上海市中医外科临床医学中心（上海中医药大学附属龙华医院）

上海中医药大学附属龙华医院

　　上海中医药大学附属龙华医院是全国最早建立的四大中医临床基地之一。是中医特色鲜明、中医优势突出的三级甲等医院。是全国惟一承担2个研究病种的国家中医临床研究基地。医院中医特色鲜明，中医药在防治恶性肿瘤、骨退行性病变、疮疡病、肛肠病、胆石病、乳腺病、肾病、风湿病、眼病、脾胃病、呼吸病等有显著的疗效。

上海中医药大学附属龙华医院

🏠 上海市宛平南路725号

☎ 021-64385700

🚍 公交44路、49路、72路、89路、104路、572路、864路、932路、144路、50路、隧道二线，地铁4号、7号线东安路站

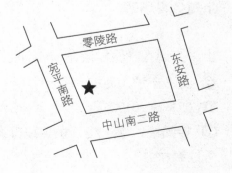

上海中医药大学附属曙光医院

上海中医药大学附属曙光医院是三级甲等中医医院、全国示范中医医院。国家临床重点专科2个：肝病科、骨伤科医院中医特色显著，优势突出，现拥有国家教育部"十一五"重点学科3个：中医骨伤科学、中医内科学、中药学（中药制剂、中药临床药理）。国家"十二五"重点专科11个：肾病科、内分泌科、脾胃病科、心血管科、针灸科、肛肠科、肺病科、妇科、重症医学科、护理学、临床药学。中医急诊科是国家中医药管理局急诊基地，制剂室是全国中药制剂和剂改基地。

上海中医药大学附属曙光医院西院

🏠 上海市普安路185号

☎ 021－53821650

🚌 公交17路、18路、23路、109路、126路、42路、46路、112路、123路、217路、220路、401路、575路、537路、781路、782路、789路、802路、831路、864路、911路、大桥一线、大桥六线，地铁1号线黄陂南路站

上海中医药大学附属曙光医院东院

🏠 上海市张衡路528号

☎ 021－53821650

🚌 地铁2号线张江高科站转张南线或张川线、张南线、张川线、大桥五线、大桥六线，地铁2号线张江高科站

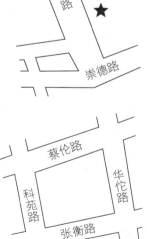

上海中医药大学附属岳阳中西医结合医院

上海中医药大学附属岳阳中西医结合医院是集医疗、教学、科研为一体的三级甲等中西医结合综合性医院。医院附设上海中医药大学岳阳临床医学院、上海市针灸经络研究所、上海市中医药研究院中西医结合临床研究所和推拿研究所、上海国际针灸培训中心临床实习基地、国家药品临床试验机构和5个国家中医药管理局三级实验室等教学科研机构。医院本部、青海路名医特诊部和针研所（附设针灸门诊部）组成"一院三地、一体两翼"格局。医院拥有教育部重点学科（培育）1个，国家临床重点专科3个，国家中医药管理局重点学科7个，国家中医药管理局"十二五"重点专病专科10个、上海市临床医学中心1个、上海市重点学科2个。颈性眩晕、慢性再生障碍性贫血、痛风、溃疡性结肠炎、女性更年期综合征、痔疮、压力性尿失禁等多个病种的疗效已达到国内和上海市先进水平。

上海中医药大学附属岳阳中西医结合医院

🏠 上海市甘河路110号

☎ 021－65161782

🚌 公交51路、52路、100路、101路、123路（区间）、139路、933路、723路、829路，地铁3号线大柏树站

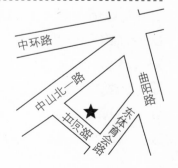

■ 第二军医大学附属临床医学中心

上海市血管外科临床医学中心（第二军医大学附属长海医院）

上海市成人心血管临床医学中心（第二军医大学附属长海医院）

第二军医大学附属长海医院

　　第二军医大学附属长海医院是一所集医疗、教学、科研为一体的现代化大型综合性医院。医院在胰腺癌、前列腺癌、结直肠癌、肝癌、乳腺癌、肺癌等常见恶性肿瘤的内外科治疗，心脏病、脑血管病和大血管病的介入治疗，严重烧（创）伤救治、泌尿系结石、胰腺疾病、肛肠疾病、颈椎脊柱病诊治及血液净化、腹腔镜手术、"细胞刀"治疗帕金森病、整形整容、准分子激光近视手术、影像诊断、X线刀、微波治疗、放射治疗、基因治疗等方面形成了鲜明的特色。医院病人满意度、医护质量稳居上海市同类医院前列。

第二军医大学附属长海医院

⌂ 上海市长海路168号

☎ 021-31166666

🚌 公交61路、75路、942路、537路、817路、139路、28路、813路、228路，地铁8号线翔殷路站

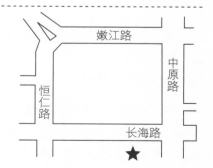

第二军医大学附属长征医院

　　第二军医大学附属长征医院，是一所集医疗、教学、科研为一体的综合性三级甲等医院。有11个学科为国家重点学科，即骨科、影像医学科、普通外科、胸心外科、消化内科、中医科、神经外科、泌尿外科、野战外科、整形外科、中西医结合心血管科（国家中医药管理局重点学科）。有2个上海市临床医学中心，即骨外科临床医学中心、急性创伤急救中心。有2个上海市医学领先专业重点学科，即骨科、神经外科。医院形成了胃肠肿瘤综合治疗、颅脑战创伤、颅内肿瘤、眼眶肿瘤、甲乳及泌尿外科的微创诊治、脊柱伤病、肝肾移植、真菌病、多囊肾病、创伤急救、血液透析、多发性骨髓瘤、变性整形等20多个医疗特色。

第二军医大学附属长征医院

🏠 上海市凤阳路415号

☎ 021-81886999

🚌 公交15路、20路、21路、109路、36路、869路、933路、974路，地铁1号、2号、8号线人民广场站

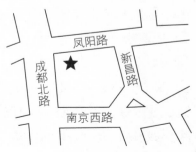

第二军医大学附属东方肝胆外科医院

第二军医大学附属东方肝胆外科医院（东方肝胆外科研究所），是我国肝胆外科开拓者、著名肝胆外科专家、中国科学院院士吴孟超教授领导下，从1956年成立肝胆外科三人小组开始，经过50多年的自力更生、艰苦奋斗、奋发图强、勇攀高峰，由一个小组发展到集医、教、研为一体的院所合一、国内惟一的专科医院。

东方肝胆外科医院在原发性肝癌的早期诊断和治疗，中晚期肝癌的综合治疗，原发性肝癌术后抗复发治疗，肿瘤的免疫治疗、介入治疗，复杂胆道疾病的手术治疗，肝胆疾病的内窥镜治疗以及肝移植等方面均居国内外先进水平。东方肝胆外科医院主要擅长肝胆外科疾病的手术与综合治疗、内窥镜检查及治疗、肝胆恶性肿瘤的基因与免疫治疗、生物治疗、肝脏移植等。

第二军医大学附属东方肝胆外科医院

🏠 上海市长海路225号

☎ 021-65564166

🚌 公交61路、75路、942路、537路、817路、139路、28路、813路、228路，地铁8号线翔殷路站

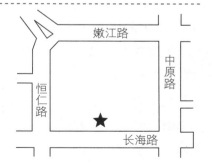

■ 同济大学附属临床医学中心

上海市中医心脑血管病临床医学中心
（同济大学附属第十人民医院）

上海市视觉复明临床医学中心
（上海交通大学附属第一人民医院、同济大学附属第十人民医院）

同济大学附属第十人民医院

　　同济大学附属第十人民医院，拥有国家级重点专科3个，上海市重点学科4个，医院形成一批优势学科，如：胰腺疾病的诊治，炎症性肠病的诊治，消化道肿瘤早期诊断与微创治疗；微创玻璃体视网膜手术，复杂性玻璃体手术和综合治疗，角膜移植术，白内障摘除术，眼眶病与眼整形治疗，冠心病和房颤介入治疗，复杂性骨肿瘤手术治疗，脊柱疾病微创手术，中医活血化瘀抗衰老研究，护理流程优化设计及专科护理建设，影像诊断与血管病介入治疗，脑部肿瘤的外科手术，脑血管疾病的微创治疗，糖尿病强化治疗及甲状腺疾病的诊治，泌尿系疾病微创治疗，口腔修复、口腔正畸及种植牙技术，呼吸系疾病的介入诊断治疗，急危重症疾病一体化治疗及妇科肿瘤微创治疗等。医院连年社会满意度调查名列全市前茅，2012年位列全市各大医院满意度第一名。

同济大学附属第十人民医院

⌂ 上海市延长中路301号

☎ 021-66300588

🚌 公交40路、46路、107路、210路、232路、253路、518路、722路、741路、876路、858路、937路、959路等，地铁1号线延长路站

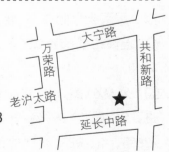

附录5

上海市三甲医院
电话、就诊地址信息

复旦大学附属华东医院

- ⌂ 延安西路221号
- ☎ 021-62483180（总机）
- 🚌 地铁2号、7号线静安寺站

华东医院闵行门诊部

- ⌂ 春申路2869号
- ☎ 021-54999997（总机）
- 🚌 地铁1号线莲花路站

复旦大学附属华山医院

- ⌂ 乌鲁木齐路12号
- ☎ 021-52889999（总机）
- 🚌 地铁1号、7号线常熟路站

华山医院东院

- ⌂ 浦东红枫路525号
- ☎ 021-50301999（总机）
- 🚌 金桥3路

华山医院北院

- ⌂ 镜泊湖路508号，陆翔路108号
- ☎ 66895999
- 🚌 地铁7号线顾村公园站

复旦大学附属中山医院

- ⌂ 医学院路111号（门诊）
  枫林路1800号（住院部）
- ☎ 021-64041990（总机）
- 🚌 地铁4号线东安路站，7号、9号线肇嘉浜路站

中山医院分部

- ⌂ 延安西路1474号
- ☎ 021-64041990（总机）
- 🚌 地铁3号、4号线延安西路站

上海交通大学医学院附属瑞金医院

- ⌂ 瑞金二路197号
- ☎ 021-64370045（总机）
- 🚌 地铁9号线打浦桥站

瑞金医院分部　上海市微创外科临床医学中心

- ⌂ 徐家汇路573号
- ☎ 021-64370045（总机）
- 🚌 地铁9号线打浦桥站

上海交通大学附属第一人民医院

北部

- ⌂ 海宁路100号
- ☎ 021-63240090（总机）
- 🚌 地铁4号线海伦路站，10号线四川北路站

南部

- ⌂ 新松江路650号
- ☎ 021-63240090（总机）
- 🚌 地铁9号线松江大学城站

上海交通大学附属
第六人民医院

🏠 宜山路600号

☎ 021-64369181（总机）

🚌 地铁3、4、9号线宜山路站

上海交通大学医学院附属
第九人民医院

🏠 制造局路639号

☎ 021-23271699（总机）

🚌 地铁4号、8号线西藏南路站

第九人民医院浦东分院

🏠 严镇路166号

☎ 021-58702208

🚌 地铁7号线杨高南路站

上海交通大学医学院附属
仁济医院

东部

🏠 东方路1630号

☎ 021-58752345（总机）

🚌 地铁4号线塘桥站，6号线儿童医学中心站

西部

🏠 山东中路145号

☎ 021-58752345（总机）

🚌 地铁1号、2号、8号线人民广场站，2号、10号南京东路站

仁济医院南院

🏠 江月路2000号

☎ 021-34506157

🚌 地铁8号线江月路站

上海交通大学医学院附属
新华医院

🏠 控江路1665号

☎ 021-25078999（总机）

🚌 地铁8号线江浦路站

新华医院崇明分院

🏠 城桥镇南门路25号

☎ 021-69692701（总机）

🚌 申崇六线

第二军医大学附属长海医院

🏠 长海路168号

☎ 021-31166666（总机）

🚌 地铁8号线翔殷路站

第二军医大学附属长征医院

🏠 凤阳路415号

☎ 021-81886999（总机）

🚌 地铁1号、2号、8号线人民广场站

第二军医大学附属
东方肝胆外科医院

🏠 长海路225号

☎ 021-65564166（总机）　　　☎ 021-62758710（总机）

🚌 地铁8号线翔殷路站　　　　🚌 地铁3号、4号线虹桥路站

复旦大学附属肿瘤医院

🏠 东安路270号

☎ 021-64175590（总机）

🚌 地铁4号、7号线东安路站

肿瘤医院闵行分院

🏠 瑞丽路106号

☎ 021-64629290（总机）

🚌 地铁5号线金平路站

上海交通大学附属胸科医院

🏠 淮海西路241号

☎ 021-22200000（总机）

🚌 地铁3、4、10号线虹桥路站

上海市公共卫生临床中心

🏠 金山漕廊公路2901号

☎ 021-37990333（总机）

🚌 金山9路

上海市公共卫生临床中心市区分部

🏠 同心路921号

☎ 021-37990333（总机）

🚌 地铁3号、8号虹口足球场站

上海市疾病预防控制中心

🏠 中山西路1380号

上海市血液中心

🏠 虹桥路1191号

☎ 021-62758027（总机）

🚌 地铁10号线伊犁路站

上海市血液管理办公室

🏠 虹桥路1191号

☎ 021-62191426（总机）

🚌 地铁10号线伊犁路站

上海中医药大学附属
曙光医院

西部

🏠 普安路185号

☎ 021-53821650（总机）

🚌 地铁1号线黄陂南路站

东部

🏠 张衡路528号

☎ 021-53821650（总机）

🚌 地铁2号线张江高科站

同济大学附属同济医院

🏠 新村路389号

☎ 021-56051080（总机）

🚌 地铁7号线新村路

同济医院大华门诊部

🏠 华灵路860号

☎ 021-66344400（总机）

🚌 地铁7号线行知路站

上海市中医医院

🏠 芷江中路274号

☎ 021-56639828（总机）

🚌 地铁1号线中山北路站，3号线东宝兴路站，4号线宝山路站，8号线西藏北路站

上海市中医医院石门路门诊部

🏠 石门一路67弄1号

☎ 021-62588203（总机）

🚌 地铁2号线南京西路站

上海中医药大学附属龙华医院

🏠 宛平南路725号

☎ 021-64385700（总机）

🚌 地铁4号、7号线东安路站

龙华医院浦东分院

🏠 上南路1000弄上钢二村45号

☎ 021-58835753（总机）

🚌 地铁7号、8号线耀华路站

同济大学附属东方医院

🏠 即墨路150号

☎ 021-38804518（总机）

🚌 地铁2号线东昌路站

东方医院南院

🏠 云台路1800号

☎ 021-38804518（总机）

🚌 地铁6号线华夏西路站

同济大学附属第十人民医院

🏠 延长中路301号

☎ 021-66300588（总机）

🚌 地铁1号线延长路站

复旦大学附属
眼耳鼻喉科医院（五官科医院）

🏠 汾阳路83号

☎ 021-64377134（总机）

🚌 地铁1号、7号线常熟路站

眼耳鼻喉科医院浦东分院

🏠 耀华路389号

☎ 021-58835588（总机）

🚌 地铁7号线长清路站

眼耳鼻喉科医院宝庆路分部

🏠 宝庆路19号

☎ 021-64377134（总机）

🚌 地铁1号、7号线常熟路站

上海市儿童医院

🏠 北京西路1400弄24号

☎ 021-62474880（总机）

🚌 地铁2号、7号线静安寺站

复旦大学附属儿科医院
🏠 万源路399号
☎ 021-64931990（总机）
🚌 地铁1号线莲花路站转公交

儿科医院枫林路门诊部
🏠 医学院路130号
☎ 021-64931990（总机）
🚌 地铁7号、9号线肇嘉浜路站

上海交通大学医学院附属儿童医学中心
🏠 东方路1678号
☎ 021-38626161（总机）
🚌 地铁6号线儿童医学中心站

第一妇婴保健院
🏠 长乐路536号
☎ 021-54035206（总机）
🚌 地铁1号线陕西南路站

第一妇婴保健院分院
🏠 浦东耀华路391号
☎ 021-58838888（总机）
🚌 地铁7号线长清路站

中国福利会国际和平妇幼保健院
🏠 衡山路910号

☎ 021-64070434（总机）
🚌 地铁1号、9号线徐家汇站

复旦大学附属妇产科医院
黄浦区
🏠 方斜路419号
　方斜路566号（门诊部）
　大林路358号（产科楼）
☎ 021-33189900（总机）
🚌 地铁8号、9号线陆家浜路站

杨浦区
🏠 沈阳路128号
☎ 021-33189900（总机）

同济大学附属上海市肺科医院
🏠 政民路507号
☎ 021-65115006（总机）
🚌 地铁10号线江湾体育场站

上海中医药大学附属岳阳中西医结合医院
🏠 甘河路110号
☎ 021-65161782（总机）
🚌 地铁3号线大柏树站

岳阳医院青海路门诊部
🏠 青海路44号
☎ 021-62536300（总机）
🚌 地铁2号线南京西路站

上海交通大学医学院附属精神卫生中心

⌂ 宛平南路600号

☎ 021-64387250（总机）

🚌 地铁4号线东安路站、上海体育场站

精神卫生中心分部

⌂ 沪闵路3210号

☎ 021-64901737（总机）

🚌 地铁5号线颛桥站

图书在版编目（CIP）数据

名医大会诊 ： 详解威胁中国人健康的十大疾病 /《名
医大会诊》节目组编. -- 上海 ： 上海科学技术出版社，
2013.4（2014.3 重印）
　　ISBN 978-7-5478-1694-3

　　Ⅰ. ①名… Ⅱ. ①名… Ⅲ. ①疾病 – 防治 – 普及读物
Ⅳ. ① R4-49

　　中国版本图书馆 CIP 数据核字（2013）第 045791 号

责任编辑　　石启武　田肖霞
装帧设计　　龚文婕

世纪文景

名医大会诊：详解威胁中国人健康的十大疾病
《名医大会诊》节目组　编

出　　版　上海世纪出版股份有限公司
　　　　　上海科学技术出版社
　　　　　（上海市钦州南路 71 号　邮政编码 200235）
出　　品　上海世纪出版股份有限公司　　北京世纪文景文化传播有限责任公司
　　　　　（北京朝阳区东土城路 8 号林达大厦 A 座 4A　邮政编码 100013）
发　　行　上海世纪出版股份有限公司发行中心
印　　刷　浙江新华数码印务有限公司
开　　本　680×980　1/16
印　　张　14.5
插　　页　2
字　　数　113 千字
版　　次　2013 年 4 月第 1 版
印　　次　2014 年 3 月第 8 次印刷
I S B N　978-7-5478-1694-3/R·554
定　　价　29.80 元

本书如有缺页、错装或坏损等严重质量问题，
请向承印厂联系调换